张仲景经方对药临床应用手册

赵德喜　主编

牛　萍　兰天野　张子丰　副主编

同济大学出版社
TONGJI UNIVERSITY PRESS

内容简介

全书以胡冯学术思想为理论基础，共分上、下两篇。上篇重点阐释42味中药的单味药功效，因《伤寒论》与《金匮要略》以《汤液经》为基础撰写而成，其所用药物性味取法于《神农本草经》，因此，本书中所涉及的药物功效以《神农本草经》记载为主；下篇借助于中医传承辅助平台，筛选《伤寒论》与《金匮要略》中的对药，共104对，详细论述其配伍原理，并结合原文说明其适应证候，对指导中医同道合理运用经方对药、提高临床水平大有裨益。

图书在版编目（CIP）数据

张仲景经方对药临床应用手册 / 赵德喜主编. -- 上海 : 同济大学出版社, 2020.9 （2024.10重印）
ISBN 978-7-5608-9113-2

Ⅰ. ①张… Ⅱ. ①赵… Ⅲ. ①《伤寒论》－经方－临床应用－手册②《金匮要略方论》－经方－临床应用－手册 Ⅳ. ①R222-62

中国版本图书馆CIP数据核字(2020)第175569号

张仲景经方对药临床应用手册

赵德喜 主 编

责任编辑 张平官 **责任校对** 徐春莲 **封面设计** 梁晶

出版发行 同济大学出版社 www.tongjipress.com.cn
（地址：上海市四平路1239号 邮编：200092 电话：021-65985622）
经 销 全国各地新华书店
印 刷 三河市元兴印务有限公司
开 本 710mm×1000mm 1/16
印 张 13.5
字 数 200千字
版次印次 2021年6月第1版 2024年10月第 2 次印刷
书 号 ISBN 978-7-5608-9113-2

定 价：88.00元

编委会

主　编： 赵德喜

副主编： 牛　萍　兰天野　张子丰

编　者：（以姓氏笔划为序）

丁盈月　于子乔　于松萍　于俊超　马良玉
马春玉　王新娜　牛　萍　石圣予　兰天野
刘　璐　刘立明　苏　政　苏　晶　李　妍
李天一　李天骄　李金剑　辛　欣　张子丰
张晓乐　陈星宇　孟祥月　赵德喜　晏星辰
徐巧丽　徐晓明　高燕超　崔　巍

前　言

“对药”又称“药对”，是单味药应用向复方过渡的重要环节。对药的功用与两味中药的功效息息相关，但并不是单味中药功效的简单相加，而是药物七情配伍规律的具体体现。因其短小精练，极具临床实用性。《伤寒论》与《金匮要略》中蕴藏着许多行之有效的对药，是前人经过大量临床总结出的宝贵经验。

经方家胡希恕先生与冯世纶先生致力于仲景学说的研究和实践，形成了独具特色的胡冯学术思想体系，提出“六经来自八纲”，从而赋予六经新的内涵，即表阳证为太阳病，表阴证为少阴病，里阳证为阳明病，里阴证为太阴病，半表半里阳证为少阳病，半表半里阴证为厥阴病。在这一体系指导下，中医变得易学、好懂，使许多青年中医很快成才。

本书以胡冯学术思想为理论基础，共分上、下两篇。上篇重点阐释42味中药的单味药功效，由于《伤寒论》与《金匮要略》以《汤液经》为基础撰写而成，其所用药物性味主要取法于《神农本草经》，因此，本书中所涉及的药物功效以《神农本草经》记载为主；并兼取与其成书年代相近的优秀本草著作《名医别录》和《新修本草》以为佐证。下篇借助于中医传承辅助平台，筛选《伤寒论》与《金匮要略》中的对药，共102对，详细论述其配伍原理，并结合原文说明其适应证候，对中医同道运用经方对药会有一定启发。

在构思本书时，各位编委踌躇满志，以为很快即可成书，及至落实到笔下却遇到许多困难，常常为一个知识点斟酌数天，尤其单味药和各对药主治病证的六经归属，很多难以决断。深悟经方之理非浅，也深感胡希恕先生身怀经方绝技却不出一书的苦衷。转思吾辈是经方研究的参与者，若能为经方医学做一点点贡献也是一生幸事，故迎难而上，还是在艰难中完成此书。由于水平有限，内容必然多有疏漏，望同道斧正！

赵德喜

2019年8月于长春

目 录

上篇·单味药篇

下篇·对药篇

上篇

单味药篇

第一章 太阳病药

1．麻黄

来源：本品为麻黄科植物草麻黄、中麻黄或木贼麻黄的干燥草质茎。

性味：辛、微苦，温。

功效：发汗解表，祛湿化饮。

药证：表证寒热，喘逆上气，湿痹痛，黄疸等。舌质红，苔白；脉浮紧。

用法用量：入煎剂，常用6～18g。《中华人民共和国药典》（2010版）用法用量：2～10g。

经典摘录：《神农本草经》："味苦，温。主治中风、伤寒头痛，温疟，发表出汗，去邪热气，止咳逆上气，除寒热，破症坚积聚。一名龙沙。生晋地。"《名医别录》："微温，无毒。主治五脏邪气缓急，风胁痛，字乳余疾，止好唾，通腠理，疏伤寒头痛解肌，泄邪恶气，消赤黑斑毒。不可多服，令人虚。一名卑相，一名卑盐。生晋地及河东。立秋采茎，阴干令青。"《新修本草》："味苦，温、微温，无毒。主中风伤寒头痛，温疟，发表出汗，去邪热气，止咳逆上气，除寒热，破症坚积聚。五脏邪气缓急，风胁痛，字乳余疾，止好唾，通腠理，疏伤寒头疼，解肌，泄邪恶气，消赤黑斑毒。不可多服，令人虚。一名卑相，一名龙沙，一名卑盐。生晋地及河东川谷。立秋采茎，阴干令青。"

麻黄属太阳病伤寒证药，功在发表，主治表有水气。

2．桂枝

来源：本品为樟科植物肉桂的干燥嫩枝。

性味：辛、甘，温。

功效：温中健胃，调和营卫，解外，解热，降冲，治痹。

药证：表证寒热，上气咳逆，痹痛，眩晕，胸满，气上冲胸，奔豚等。舌质淡红或暗淡，舌面湿润，舌苔薄白，即"桂枝舌"；脉虚缓。

用法用量：入煎剂，常用6～15g。《中华人民共和国药典》（2010版）用法用量：3～10g。

经典摘录：《神农本草经》："牡桂，味辛，温。主治上气咳逆，结气，喉痹，吐吸，利关节，补中益气。久服通神，轻身，不老。生南海山谷。"《名医别录》："牡桂，无毒。主治心痛，胁风，胁痛，温筋通脉，止烦，出汗。生南海。"《新修本草》："牡桂，味辛，温，无毒。主上气咳逆，结气，喉痹，吐吸。心痛，胁风，胁痛，温筋通脉，止烦出汗，利关节，补中益气。久服通神，轻身、不老。生南海山谷。"

桂枝属太阳病中风证药，功在解肌，主治气上冲。

3．葛根

来源：本品为豆科植物野葛或甘葛藤的干燥根。

性味：辛、甘，凉。

功效：解肌清热解痉。

药证：项背强痛，下利等。舌暗红苔黄；脉滑数。

用法用量：入煎剂，12～24g。《中华人民共和国药典》（2010版）用法用量：10～15g。

经典摘录：《神农本草经》："味甘，平。主治消渴，身大热，呕吐，诸痹，起阴气，解诸毒。生汶山川谷。"《名医别录》："无毒。主治伤寒中风头痛，解肌发表出汗，开腠理，疗金疮，止痛，胁风痛。生根汁，大寒，治消渴，伤寒壮热。一名鹿藿。一名黄斤。生汶山。五月采根，暴干。"《新修本草》："味甘，平，无毒。主消渴，身大热，呕吐，诸痹，起阴气，解诸毒。疗伤寒中风头痛，解肌发表出汗，开腠理，疗金疮，止痛，胁风痛。生根汁，大寒，疗消渴，伤寒壮热。葛谷，主疗下痢十岁已上。白葛，烧以粉疮，止痛断血。叶，主金疮止血。花，主消酒。一名鸡齐根，一名鹿藿，一名黄斤。生汶山川谷。五月采根，暴干。"

4．杏仁

来源：本品为蔷薇科植物山杏、西伯利亚杏、东北杏或杏的干燥成熟种子。

性味：苦，微温。有小毒。

功效：发表，利水，润下，降逆止咳。

药证：咳逆上气，结胸，形体浮肿，便秘等。

用法用量：入煎剂，常用5～10g；宜打碎入煎剂，后下。《中华人民共和国药典》（2010版）用法用量：5～10g，生品入煎剂，后下。

经典摘录：《神农本草经》："杏核，味甘，温。主治咳逆上气，雷鸣，喉痹，下气，产乳，金创，寒心，贲豚。生晋山川谷。"《名医别录》："杏核，味苦，冷利，有毒。主治惊痫，心下烦热，风气去来，时行头痛，解肌，消心下急，杀狗毒。一名杏子。五月采。其两仁者杀人，可以毒狗。生晋山。”《新修本草》：“杏核仁，味甘、苦，温，冷利，有毒。主咳逆上气，雷鸣，喉痹，下气，产乳，金创，寒心，贲豚，惊痫，心下烦热，风气去来，时行头痛，解肌，消心下急，杀狗毒。一名杏子。五月采。其两仁者杀人，可以毒狗。花，味苦，无毒。主补不足，女子伤中，寒热痹，厥逆。实，味酸，不可多食，伤筋骨。生晋山川谷。”

5. 豆豉

来源：本品为豆科植物大豆的成熟种子的发酵加工品。

性味：辛、苦，凉。

功效：解热，去烦满，护胃和中。

药证：食毒郁结，烦满懊恼等。

用法用量：入煎剂，后下，常用10～15g。《中华人民共和国药典》（2010版）用法用量：6～12g。

经典摘录：《名医别录》：“豉，味苦，寒，无毒。主治伤寒、头痛、寒热、瘴气、恶毒、烦躁、满闷、虚劳、喘吸、两脚疼冷，又杀六畜胎子诸毒。”《新修本草》：“豉，味苦，寒，无毒。主伤寒头痛寒热，瘴气恶毒，烦躁满闷，虚劳喘吸，两脚疼冷。又杀六畜胎子诸毒。豉，食中之常用。春夏天气不和，蒸炒以酒渍服之，至佳。”

6. 生姜

来源：本品为姜科植物姜的新鲜根茎。

性味：辛，温。

功效：温中化饮，健胃解表，降逆止呕。

药证：呕吐，风湿痹，胃腹满痛，胸满寒热，咳逆上气，肠澼下利等。

用法用量：入煎剂，常用12～50g；或压汁兑入。《中华人民共和国药典》（2010版）用法用量：3～10g。

经典摘录：《名医别录》：“生姜，味辛，微温。主治伤寒头痛、鼻塞，咳逆上气，止呕吐。生犍为及荆州、扬州。九月采。又，生姜，微温，辛，归五脏。去痰，下气，止呕吐，除风邪寒热。久服小志少智，伤心气。”《新修本草》：“生姜，味辛，微温。主伤寒头痛鼻塞，咳逆上气，止呕吐。久服去臭气，通神明。生犍为及荆州、扬州。九月采。”

第二章　阳明病药

7. 大黄

来源：本品为蓼科植物掌叶大黄、唐古特大黄或药用大黄的干燥根和根茎。

性味：苦，寒。

功效：攻下阳明里实热，破积滞，行瘀血，荡涤肠胃，推陈致新。

药证：阳明里实热谵语发狂，痢疾便秘，症瘕积聚，时行热疫，食积痞满，痈肿疡毒，吐衄，瘀停经闭，阳黄，热淋，烫火伤等。舌质红或红绛，舌面干燥，舌苔黄或黄燥或焦黑干裂，即“大黄舌”；脉滑实。

用法用量：入煎剂，常用3～10g，宜后下。《中华人民共和国药典》（2010版）用法用量：3～15g；用于泻下不宜久煎。外用适量，研末敷于患处。

经典摘录：《神农本草经》：“味苦，寒。主下瘀血，血闭，寒热，破症瘕，积聚，留饮、宿食，荡涤肠胃，推陈致新，通利水谷道，调中化食，安和五脏。生河西山谷。”《名医别录》：“将军，大寒，无毒。平胃下气，除痰实，肠间结热，心腹胀满，女子寒血闭胀，小腹痛，诸老血留结。一名黄良。生河西及陇西。二月、八月采根，火干。”《新修本草》：“将军，味苦，寒、大寒，无毒。主下瘀血，血闭，寒热，破症瘕积聚，留饮宿食，荡涤肠胃，推陈致新，通利水谷，调中化食，安和五脏。平胃下气，除痰实，肠间结热，心腹胀满，女子寒血闭胀，小腹痛，诸老血留结。一名黄良。生河西山谷及陇西。二月、八月采根，火干。”

8. 石膏

来源：本品为硫酸盐类矿物硬石膏族石膏，主含含水硫酸钙（$CaSO_4 \cdot 2H_2O$）。

性味：甘、辛，大寒。

功效：解热解凝，镇潜降逆。

药证：烦躁，谵妄，齿痛，咽痛，喘满，里热呕逆，胃实腹坚之疼痛及口舌干燥等。舌苔干；脉滑数或浮大、洪大。

用法用量：入煎剂，常用30～100g，宜先煎。《中华人民共和国药典》（2010版）用法用量：15～60g，先煎。

经典摘录：《神农本草经》："味辛，微寒。主治中风寒热，心下逆气，惊喘，口干舌焦不能息，腹中坚痛，除邪鬼，产乳，金创。生齐山山谷。"《名医别录》："味甘，大寒，无毒主除时气，头痛，身热，三焦大热，皮肤热胃肠中鬲热，解肌，发汗，止消渴，烦逆，腹胀，暴气喘息，咽热，亦可作浴汤。一名细石，细理白泽者良，黄者令人淋。生齐山及齐卢山、鲁蒙山，采无时。"《新修本草》："味辛、甘，微寒、大寒，无毒。主中风寒热，心下逆气惊喘，口干舌焦，不能息，腹中坚痛，除邪鬼，产乳，金疮。除时气，头痛，身热，三焦大热，皮肤热，肠胃中膈热，解肌发汗，止消渴，烦逆，腹胀，暴气喘息，咽热，亦可作浴汤。一名细石，细理白泽者良，黄者令人淋。生齐山山谷及齐卢山、鲁蒙山，采无时。"

石膏属阳明病药，祛里热，下气平喘。

9．芍药

来源：本品为毛茛科植物芍药的干燥根。

性味：苦、酸，微寒。

功效：养血活血，清热凉血，缓挛急。

药证：腹满痛，症瘕积聚，痹痛，筋脉肌肉拘挛。舌红或暗红，舌面干，舌苔薄白或黄；脉弦涩。

用法用量：入煎剂，常用量为10～30g。《中华人民共和国药典》（2010版）用法用量：6～15g。

经典摘录：《神农本草经》："味苦，平。主治邪气腹痛，除血痹，破坚积，寒热，疝瘕，止痛，利小便，益气。生岳山川谷。"《名医别录》："芍药，味酸，微寒，有小毒。主通顺血脉，缓中，散恶血，逐贼血，去水气，利膀胱、大小肠，消痈肿，时行寒热，中恶，腹痛，腰痛。一名白木，一名余容，一名犁食，一名解仓，一名铤。生中岳及丘陵。二月、八月采根，暴干。"《新修本草》："芍药，味苦、酸，平、微寒，有小毒。主邪气腹痛，除血痹，破坚积，寒热疝瘕，止痛，利小便，益气。通顺血脉，缓中，散恶血，逐贼血，去水气，利膀胱大小肠，消痈肿，时行寒热，中恶，腹痛，腰痛。一名白木，一名余容，一名犁食，一名解仓，一名铤。生中岳川谷及丘陵。二月、八月采根，暴干。"

10. 枳实

来源：本品为芸香科植物酸橙及其栽培变种或甜橙的干燥幼果。

性味：苦、辛、酸，凉。

功效：理气散结，祛逐结实之食毒、水毒。

药证：胸腹胀满，腹筋拘挛，大便不通等。舌质红，舌苔白厚腻或黄厚腻；脉弦大。

用法用量：入煎剂，常用6～15g，大剂量可用至30g。《中华人民共和国药典》（2010版）用法用量：3～10g。

经典摘录：《神农本草经》：“味苦，寒。主治大风在皮肤中，如麻豆苦痒，除寒热，热结，止痢，长肌肉，利五脏，益气，轻身。生河内川泽。”《名医别录》：“味酸，微寒，无毒。主除胸胁淡癖逐停水，破结实，消胀满、心下急、痞痛、逆气胁风痛，安胃气、止溏泄，明目。生河内。九月、十月采，阴干。”《新修本草》：“味苦、酸，寒、微寒，无毒。主大风在皮肤中如麻豆苦痒，除寒热热结，止痢。长肌肉，利五脏，益气，轻身。除胸胁淡癖，逐停水，破结实，消胀满、心下急、痞痛、逆气、胁风痛，安胃气，止溏泄，明目。生河内川泽。九月、十月采，阴干。”

11. 牡蛎

来源：本品为牡蛎科动物长牡蛎、大连湾牡蛎或近江牡蛎的贝壳。

性味：咸，微寒。

功效：善软坚散结，收敛镇静，安神补虚，敛汗固脱，涩肠止泻，清热镇气，止嗽涩精。

药证：伤寒寒热，温疟，惊恚怒气，惊狂，烦躁，失眠，鼠瘘，带下，盗汗，咳嗽，遗精，口渴，胸腹动等。舌体多瘦，且舌面干燥或干腻苔。

用法用量：入煎剂，常用10～30g，先煎。《中华人民共和国药典》（2010版）用法用量：9～30g，先煎。

经典摘录：《神农本草经》：“味咸，平。主治伤寒、寒热，温疟洒洒，惊恚怒气，除拘缓，鼠瘘，女子带下赤白。久服强骨节，杀邪鬼，延年。一名蛎蛤。生东海池泽。”《名医别录》：“微寒，无毒。主除留热在关节荣卫，虚热去来不定，烦满，止汗，心痛气结，止渴，除老血，涩大小肠，止大小便，治泄精、喉痹、咳嗽、心胁下痞热。一名牡蛤。生东海，采无时。”《新修本草》：“味咸，平、微寒，无毒。主伤寒，寒热，温疟洒洒，惊恚怒气，除拘缓，鼠瘘，女子带下赤白。除留热在关节、荣卫虚热去来不定，烦满，止汗，心痛气结，止渴，除老血，涩大小肠，止大小便，疗泄精，喉痹，咳嗽，心胁下痞热。久服强骨节，杀邪鬼，延年。一名蛎蛤，一名牡蛤。生东海池泽，采无时。”

12．黄连

来源：本品为毛茛科植物黄连、三角叶黄连或云连的干燥根茎。

性味：苦，寒。

功效：清热除烦，燥湿止利。

药证：心中烦，心下痞，下利，吐血，衄血，疮疡等。舌质坚老，舌色红或暗红，舌苔黄腻而厚；脉滑数或数促。

用法用量：入煎剂，常用2～10g；外用适量。《中华人民共和国药典》（2010版）用法用量：2～5g；外用适量。

经典摘录：《神农本草经》：“味苦，寒。主治热气，目痛，眦伤，泣出，明目，肠澼，腹痛，下痢。妇人阴中肿痛。久服令人不忘。一名王连。生巫阳川谷。”《名医别录》：“微寒，无毒。主治五脏冷热，久下泄澼、脓血，止消渴、大惊，除水，利骨，调胃，厚肠，益胆，治口疮。生巫阳及蜀郡、太山。二月、八月采。”《新修本草》：“味苦，寒、微寒，无毒。主热气，目痛眦伤泣出，明目，肠澼，腹痛，下痢，妇人阴中肿痛。五脏冷热，久下泄澼，脓血，止消渴，大惊，除水利骨，调胃，厚肠，益胆，疗口疮。久服令人不忘。一名王连。生巫阳川谷及蜀郡太山。二月、八月采。”

13．厚朴

来源：本品为木兰科植物厚朴或凹叶厚朴的干燥干皮、根皮及枝皮。

性味：苦、辛，温。

功效：温中化饮，理气消胀止咳。

药证：一切寒湿或热结腹痛胀满（湿毒水毒而致之胸腹满），痰结气壅之咳喘等。舌苔厚；脉实而滑。

用法用量：煎汤或入丸散，常用3～10g。《中华人民共和国药典》（2010版）用法用量：3～10g。

经典摘录：《神农本草经》：“味苦，温。主治中风，伤寒，头痛，寒热，惊悸气，血痹，死肌，去三虫。生交阯。”《名医别录》：“大温，无毒。主温中，益气，消痰，下气，治霍乱及腹痛，胀满，胃中冷逆，胸中呕逆不止，泄痢，淋露，除惊，去留热，止烦满，厚肠胃。一名厚皮，一名赤朴。其树名榛，其子名逐杨。治鼠瘘，明目，益气。生交趾、宛朐。三月、九月、十月采皮，阴干。”《新修本草》：“味苦，温、大温，无毒。主中风，伤寒，头痛，寒热，惊悸，气血痹，死肌，去三虫。温中，益气，消痰下气，疗霍乱及腹痛，胀满，胃中冷逆，胸中呕逆不止，泄痢，淋露，除惊，去留热，止烦满，厚肠胃。一名厚皮，一名赤朴。其树名榛，其子名逐相。疗鼠瘘，明目，益气。生交趾、宛朐。三月、九月、十月采皮，阴干。”

14. 虻虫

来源： 本品为虻科昆虫复带虻等的雌虫体。

性味： 苦，微寒。有小毒。

功效： 逐瘀，破积，通经。

药证： 症瘕，积聚，少腹硬满蓄血，血滞经闭，扑损瘀血等。舌质紫暗或暗红，舌面干，有瘀斑瘀点，舌苔白或黄；脉弦涩或脉微而沉。

用法用量： 入煎剂，常用1～3g；研末冲服0.3～0.6g；可入丸散。《中药学》（第2版）用法用量：入煎剂，一般用1～1.5g；焙干研末吞服，每次0.3g。

经典摘录： 《神农本草经》：“蜚宝，味苦，微寒。主逐瘀血，破下血积，坚痞，症瘕，寒热，通利血脉及九窍。生江夏川谷。”《名医别录》：“蜚虻，有毒。主女子月水不通，积聚，除贼血在胸腹五脏者及喉痹结塞。生江夏。五月取，腹有血者良。”《新修本草》：“蜚虻，味苦，微寒，有毒。主逐瘀血，破下血积，坚痞，症瘕，寒热，通利血脉及九窍，女子月水不通，积聚，除贼血在心腹五脏者，及喉痹结塞。生江夏川谷，五月取。腹有血者良。”

15. 水蛭

来源： 本品为水蛭科动物蚂蟥、水蛭或柳叶蚂蟥的干燥全体。

性味： 咸、苦，平。有小毒。

功效： 祛瘀，活血，通经。

药证： 蓄血，症瘕积聚，妇女经闭，心血管病，干血成痨，跌打损伤，目赤痛，云翳等。舌质多坚老而紫红；脉沉涩。

用法用量： 入煎剂，常用6～10g；入丸散、胶囊常用1～3g；外用：活水蛭置于病处吮吸，或浸取液滴。《中华人民共和国药典》（2010版）用法用量：1～3g。

经典摘录： 《神农本草经》：“味咸，平。主逐恶血，瘀血，月闭，破血瘕，积聚，无子，利水道。生雷泽池泽。”《名医别录》：“味苦，微寒，有毒。主堕胎。一名蚑，一名至掌，生雷泽。五月、六月采，暴干。”《新修本草》："味咸、苦，平、微寒，有毒。主逐恶血，瘀血，月闭，破血瘕，积聚，无子，利水道，又堕胎。一名蚑，一名至掌。生雷泽池泽。五月、六月采，暴干。"

16. 芒硝

来源：本品为硫酸盐类矿物芒硝族芒硝，经加工精制而成的结晶体，主含含水硫酸钠（$NaSO_4 \cdot 10H_2O$）。

性味：咸、苦，寒。

功效：清热软坚散结。

药证：胸腹痞硬满，阳明里实热结，症瘕积聚，疮疡等。舌面干燥。

用法用量：入煎剂（冲服），常用2～15g；外用适量。《中华人民共和国药典》（2010版）用法用量：6～12g，一般不入煎剂，待汤剂煎得后，溶入汤液中服用。外用适量。

经典摘录：《神农本草经》："硝石，味苦，寒。主治五脏积热，胃胀闭，涤去蓄结饮食，推陈致新，除邪气。炼之如膏，久服轻身。一名芒消。生益州山谷。"《名医别录》："芒硝，味辛、苦，大寒。主治五脏积聚，久热、胃闭，除邪气，破留血、腹中痰实结搏，通经脉，利大小便及月水，破五淋，推陈致新。生于朴硝。"《新修本草》："芒硝，辛、苦，大寒。主五脏积聚，久热、胃闭，除邪气，破留血，腹中痰实结搏，通经脉，利大小便及月水，破五淋，推陈致新。生于朴硝。"

17. 桃仁

来源：本品为蔷薇科植物桃或山桃的干燥成熟种子。

性味：苦、甘，平。有小毒。

功效：活血化瘀，润燥滑肠。

药证：热病蓄血，经闭，腹痛，症瘕，痈肿，瘀血肿痛，跌打损伤，肠燥便秘等。舌质多暗紫坚老，舌苔多厚腻；脉沉涩。

用法用量：入煎剂，常用6～20g。《中华人民共和国药典》（2010版）用法用量：5～10g。

经典摘录：《神农本草经》："桃核，味苦，平。主治瘀血，血闭瘕邪气，杀小虫。"《名医别录》："桃核，味甘，无毒。主咳逆上气，消心下坚，除卒暴击血，破瘕症，通月水，止痛。七月采取仁，阴干。"《新修本草》："桃核仁，味苦、甘，平，无毒。主瘀血，血闭瘕邪气，杀小虫。止咳逆上气，消心下坚，除猝暴击血，破症瘕，通月水，止痛。七月采取仁，阴干。"

18. 栀子

来源：本品为茜草科植物栀子的干燥成熟果实。

性味：苦，寒。

功效：降泄，善清三焦之火，清热利湿，泻火解毒，凉血止血，消肿止痛。

药证：热病烦闷，黄疸，热毒疮疡，血热出血，跌打损伤之肿痛等。舌质多红，舌尖红，舌苔黄；脉数。

用法用量：入煎剂，常用6～9g。《中华人民共和国药典》（2010版）用法用量：6～10g。外用生品适量，研末调敷。

经典摘录：《神农本草经》：“味苦，寒。主治五内邪气，胃中热气，面赤酒渣鼻，白癞，赤癞，疮疡。一名木丹。生南阳川谷。”《名医别录》：“大寒，无毒。主治目热赤痛胸心大小肠大热，心中烦闷，胃中热气。一名越桃。生南阳。九月采实，暴干。”《新修本草》：“味苦，寒、大寒，无毒。主五内邪气，胃中热气，面赤酒渣鼻，白癞、赤癞，疮疡。疗目热赤痛，胸中心大小肠大热，心中烦闷，胃中热气。一名木丹，一名越桃。生南阳川谷。九月采实，暴干。”栀子降泄，善清三焦之火，尤善清心，为治热病烦闷之要药。

19. 䗪虫

来源：为鳖蠊科昆虫地鳖或冀地鳖雌虫干燥体。

性味：咸，寒。有小毒。

功效：祛瘀，生新，破积血，消症瘕，通经止痛。

药证：症瘕积聚，血痹虚劳，血滞经闭，产后瘀血腹痛，跌打损伤，皮肤暗黑瘀斑等。舌质紫暗或暗红，有瘀斑或瘀点；脉微而沉涩。

用法用量：入汤剂，常用3～10g；研末吞服，每次1～1.5g。《中华人民共和国药典》（2010版）用法用量：3～10g。

经典摘录：《神农本草经》：“味咸，寒。主治心腹寒热洗洗，血积症瘕，破坚，下血闭，生子大良。一名地鳖。生河东川泽。”《名医别录》：“有毒。一名土鳖。生河东，及沙中，人家墙壁下土中湿处。十月取暴干。”《新修本草》：“味咸，寒，有毒。主心腹寒热洗洗，血积症瘕，破坚，下血闭，生子大良。一名地鳖，一名土鳖。生河东川泽及沙中，人家墙壁下土中湿处。十月取，暴干。”

20. 龙骨

来源：本品为古代哺乳动物如三趾马类、犀类、鹿类、牛类、象类等骨骼的化石或象类门齿的化石。

性味：甘、涩，平。

功效：镇惊安神，收敛固脱（敛汗固精，止血涩肠），生肌敛疮。

药证：烦惊，不寐，多梦等心神症，惊痫癫狂，怔忡健忘，自汗盗汗，遗精崩漏，吐血便血，泻利脱肛，疮溃不敛等。脉象客观指征是脉芤动，脉浮大而中空，轻按即得，重按则无。

用法用量：入煎剂，常用15～30g，先煎。《中药学》（第2版）用法用量：入煎剂，常用15～30g，先煎；或入丸散，外用适量。

经典摘录：《神农本草经》："味甘，平。主治心腹鬼疰，精物，老魅，咳逆，泄痢脓血，女子漏下，症瘕坚结，小儿热气惊痫。龙齿：主治小儿、大人惊痫，癫疾狂走，心下结气，不能喘息，诸痉，杀精物。久服轻身，通神明，延年。生晋地川谷。"《名医别录》："微寒，无毒。主治心腹烦满，四肢痿枯，汗出，夜卧自惊，恚怒，伏气在心下，不得喘息，肠痈内疽阴蚀，止汗，小便利，溺血，养精神，定魂魄，安五脏。"《新修本草》："味甘，平、微寒，无毒。主心腹鬼疰，精物，老魅，咳逆，泄痢脓血，女子漏下，症瘕坚结，小儿热气惊痫，疗心腹烦满，四肢痿枯，汗出，夜卧自惊，恚怒，伏气在心下，不得喘息，肠痈内疽阴蚀，止汗，小便利，溺血，养精神，定魂魄，安五脏。"

21. 猪苓

来源：本品为多孔菌科真菌猪苓的干燥菌核。

性味：甘、淡，平。

功效：利尿，解热祛湿，去肿胀，消炎，止渴。

药证：热性淋证，小便不利，疟疾，结核性水气病，腹满急痛，肿胀，淋浊等。舌苔白润而有齿痕；脉沉。

用法用量：入煎剂或入丸散，常用5～10g。《中华人民共和国药典》（2010版）用法用量：6～12g。

经典摘录：《神农本草经》："味甘，平。主治痎疟，解毒，辟蛊疰不祥，利水道。久服轻身，耐老。一名猳猪矢。生衡山川谷。"《名医别录》："味苦，无毒。生衡山及济阴、宛朐、二月、八月采，阴干。"《新修本草》："味甘、苦，平，无毒。主痎疟，解毒，辟蛊疰不祥，利水道。久服轻身能老。一名猪猳矢。生衡山山谷，及济阴宛朐。二月、八月采，阴干。"

22. 泽泻

来源：本品为泽泻科植物泽泻的干燥块茎。

性味： 甘，寒。

功效： 利尿，祛湿邪而生新水，祛湿热消渴，通大便。

药证： 头眩而渴，耳虚鸣，止泻痢，小便频数或不利等。舌体偏大，质淡红，苔薄黄；脉滑数。

用法用量： 入煎剂，常用6～18g；泽泻有通大便之功效，故大便干时用量大，大便溏时用量小或者不用。《中华人民共和国药典》（2010版）用法用量：6～10g。

经典摘录：《神农本草经》："味甘，寒。主治风寒湿痹，乳难，消水，养五脏，益气力，肥健。久服耳目聪明，不饥，延年，身轻，面生光，能行水上。一名水泻，一名芒芋，一名鹄泻。生汝南池泽。"《名医别录》："味咸，无毒。主补虚损、五劳，除五脏痞满，起阴气，止泄精、消渴、淋沥，逐膀胱三焦停水。扁鹊云"多服病人眼"，一名及泻。生汝南。五月、六月、八月采根，阴干。"《新修本草》："味甘、咸，寒，无毒。主风寒湿痹，乳难，消水，养五脏，益气力，肥健。补虚损五劳，除五脏痞满，起阴气，止泄精、消渴、淋沥，逐膀胱三焦停水。久服耳目聪明，不饥，延年，轻身，面生光，能行水上。扁鹊云：多服病人眼。一名水泻，一名及泻，一名芒芋，一名鹄泻。生汝南池泽。五月、六月、八月采根，阴干。"

23. 丹皮

来源： 本品为毛茛科植物牡丹的干燥根皮。

性味： 苦、辛，微寒。

功效： 凉血，活血，清热。

药证： 里热或半表半里热兼有血瘀证，中风瘛疭，症坚，经闭，肿痈，跌打损伤等。舌黯红坚老；脉沉涩或数。

用法用量： 入煎剂，常用6～12g，或入丸散。生用长于清热凉血，酒炒长于活血散瘀，炒炭多用于止血。《中华人民共和国药典》（2010版）用法用量：6～12g。

经典摘录：《神农本草经》："牡丹，味辛，寒。主治寒热，中风，瘈疭，痉，惊痫，邪气，除症坚，瘀血留舍肠胃，安五脏，治痈疮。一名鹿韭。一名鼠姑。生巴郡山谷。"《名医别录》："牡丹，味苦，微寒，无毒。主除时气，头痛，客热，五劳，劳气，头腰痛，风噤，癫疾。生巴郡及汉中。二月、八月采根，阴干。"《新修本草》："牡丹，味辛、苦，寒、微寒，无毒。主寒热，中风，瘛疭，痉，惊痫，邪气，除症坚瘀血留舍肠胃，安五脏，疗痈疮。除时气，头痛，客热，五劳，劳气，头腰痛，风噤，癫疾。一名鹿韭，一名鼠姑。生巴郡山谷及汉中，二月、八月采根，阴干。”

24. 黄柏

来源：本品为芸香科植物黄皮树或黄檗的干燥树皮。

性味：苦，寒。

功效：清热除烦，止利，祛黄。

药证：身黄、发热、小便不利、尿赤、热痢等。舌红苔黄腻；脉数。

用法用量：入煎剂，常用3～10g。生用泻实火清热毒，盐水炒泻肾火清虚热，炒炭止血。《中华人民共和国药典》（2010版）用法用量：3～12g。

经典摘录：《神农本草经》：“黄蘗，味苦，寒。主治五脏肠胃中结气热，黄疸，肠痔，止泄痢，女子漏下赤白，阴阳蚀疮。一名檀桓。生汉中山谷。”《名医别录》：“蘗木，无毒。主治惊气在皮间，肌肤热亦起，目热赤痛，口疮。久服通神。根，名檀桓，治心腹百病，安魂魄，不饥渴。久服轻身，延年通神。生汉中及永昌。”《新修本草》：“檗木，味苦，寒，无毒。主五脏肠胃中结气热，黄疸，肠痔，止泄痢，女子漏下、赤白，阴阳蚀疮。疗惊气在皮间，肌肤热赤起，目热赤痛，口疮。久服通神。一名檀桓。根，名檀桓，主心腹百病，安魂魄，不饥渴。久服轻身，延年通神。生汉中山谷及永昌。”

第三章　少阳病药

25. 柴胡

来源： 本品为伞形科植物柴胡或狭叶柴胡的干燥根。

性味： 苦、辛，微寒。

功效： 清热疏气，推陈致新。

药证： 半表半里之寒热结气，胸胁苦满，寒热往来。心腹肠胃中结气或积食，或脑、心、肺、胆、肝及生殖器、血管等部因水、热、食、血之毒而发炎或凝聚等。舌质坚老、暗而有紫点，舌体不淡胖，舌苔正常或偏干；脉弦细。

用法用量： 入煎剂，常用3～24g。《中华人民共和国药典》（2010版）用法用量：3～10g。

经典摘录： 《神农本草经》："茈胡，味苦，平。主治心腹，去肠胃中结气，饮食积聚，寒热邪气，推陈致新。久服轻身，明目，益精。一名地熏。生弘农川谷。"《名医别录》："微寒，无毒。主除伤寒，心下烦热，诸痰热结实，胸中邪逆，五脏间游气，大肠停积水胀，及湿痹拘挛，亦可作浴汤。一名山菜，一名茹草。叶，一名芸蒿，辛香可食。生洪农及宛朐。二月、八月采根，暴干。"《新修本草》："味苦，平、微寒，无毒。主心腹，去肠胃中结气，饮食积聚，寒热邪气，推陈致新。除伤寒心下烦热，诸痰热结实，胸中邪逆，五脏间游气，大肠停积水胀，及湿痹拘挛，亦可作浴汤。久服轻身，明目，益精。一名地薰，一名山菜，一名茹草，叶一名芸蒿，辛香可食。生洪农川谷及宛朐，二月、八月采根，暴干。"

26. 黄芩

来源： 本品为唇形科植物黄芩的干燥根。

性味： 苦，寒。

功效： 清热除烦。

药证： 半表半里之热，烦热，出血，热痢，热痞，呕逆，下利，热痹等。舌质坚老；脉滑数。

用法用量：入煎剂，常用3～10g，或入丸散。清热及解毒多用生黄芩，安胎常炒制用，清肺热多用酒芩，清肠热每用生品或子芩，炒炭多用于止血。《中华人民共和国药典》（2010版）用法用量：3～10g。

经典摘录：《神农本草经》："味苦，平。主治诸热，黄疸，肠澼泄痢，逐水，下血闭，恶疮疽蚀，火疡。一名腐肠。生秭归川谷。"《名医别录》："大寒，无毒。主治痰热，胃中热，小腹绞痛，消谷，利小肠，女子血闭、淋露、下血，小儿腹痛。一名空肠，一名内虚，一名黄文，一名经芩，一名妒妇。其子，主肠澼脓血。生秭归及宛朐。三月三日采根，阴干。"《新修本草》："味苦，平、大寒，无毒。主诸热黄疸，肠澼泄痢，逐水，下血闭，恶疮，疽蚀，火伤。疗痰热，胃中热，小腹绞痛，消谷，利小肠，女子血闭、淋露、下血，小儿腹痛。一名腐肠，一名空肠，一名内虚，一名黄文，一名经芩，一名妒妇。其子主肠澼脓血。生秭归川谷及宛朐。三月三日采根，阴干。"

第四章 少阴病药

27. 附子

来源：本品为毛茛科植物乌头的子根的加工品。

性味：辛甘，热。有毒。

功效：祛阴寒，起沉衰，亢奋代谢。

药证：心脏衰弱，瘀血厥冷，下利体痛，倦怠脱力，寒湿痹通，历节痛，一切阴证而腹壁柔软无力，无热恶寒，手足厥冷，大便滑或溏，口中和。舌质淡或暗淡，舌面湿润，舌苔薄白，即“附子舌”；脉微细沉。

用法用量：入煎剂，常用3～10g，先煎，久煎；入丸散适量。《中华人民共和国药典》（2010版）用法用量：3～15g，先煎，久煎。

经典摘录：《神农本草经》：“味辛，温。主治风寒咳逆，邪气，温中，金创，破症坚积聚，血瘕，寒湿踒躄，拘挛，膝痛不能行步。生犍为山谷。”《名医别录》：“味甘，大热，有大毒。主治脚疼冷弱，腰脊风寒，心腹冷痛，霍乱转筋，下痢赤白，坚肌骨，强阴。又堕胎，为百药长。生犍为及广汉。八月采为附子，春采为乌头。”《新修本草》：“味辛、甘，温、大热，有大毒。主风寒咳逆，邪气，温中，金创，破症坚积聚，血瘕，寒湿踒躄，拘挛膝痛，不能行走。疗脚疼冷弱，腰脊风寒，心腹冷痛，霍乱转筋，下痢赤白，坚肌骨，强阴。又堕胎，为百药长。生犍为山谷及广汉。八月采为附子，春采为乌头。”

28. 细辛

来源：本品为马兜铃科植物北细辛、汉城细辛或华细辛的干燥根和根茎。

性味：辛，温。有小毒。

功效：温中化饮，祛湿通络。

药证：里虚寒饮，咳逆上气，头痛，胁痛，风湿痹痛，逆满等。舌质淡红，舌苔白滑，上罩一层稀滑黏液，即“细辛舌”；脉缓或迟。

用法用量：入煎剂，常用5～10g。《中华人民共和国药典》（2010版）用法用量：1～3g。散剂每次服0.5～1g。

经典摘录：《神农本草经》："味辛，温。主治咳逆。头痛脑动，百节拘挛，风湿痹痛，死肌。久服明目，利九窍，轻身，长年。一名小辛。生华阴山谷。"《名医别录》："无毒。主温中，下气，破痰，利水道，开胸中，除喉痹，齆鼻风痫，癫疾，下乳结，汗不出，血不行，安五脏，益肝胆，通精气。生华阴。二月、八月采根，阴干。"《新修本草》："味辛，温，无毒。主咳逆，头痛，脑动，百节拘挛，风湿痹痛，死肌。温中，下气，破痰，利水道，开胸中，除喉痹，齆鼻，风痫、癫疾，下乳结，汗不出，血不行，安五脏，益肝胆，通精气。久服明目，利九窍，轻身长年。一名小辛。生华阴山谷。二月、八月采根，阴干。"

29. 薤白

来源：本品为百合科植物小根蒜或薤的干燥鳞茎。

性味：辛、苦，温。

功效：散结化痰止痛，行气导滞。

药证：里虚寒饮，胸痹疼痛，痰饮胁痛，痢疾里急后重等。苔厚腻。

用法用量：入煎剂，常用5～24g。《中华人民共和国药典》（2010版）用法用量：5～10g。

经典摘录：《神农本草经》："薤，味辛，温。主金创、创败。轻身不饥，耐老。生鲁山平泽。"《名医别录》："薤，味苦，无毒。归骨，菜芝也。除寒热，去水气，温中，散结，利病人。诸疮中风寒水肿以涂之。生鲁山。"《新修本草》："薤，味辛、苦，温，无毒。主金创创败，轻身，不饥耐老，归骨。菜芝也。除寒热，去水气，温中，散结，利病人。诸疮，中风寒水肿以涂之。生鲁山平泽。"

第五章 太阴病药

30. 半夏

来源：本品为天南星科植物半夏的干燥块茎。

性味：辛，温。有毒。

功效：温中化饮，降逆止呕，疗寒热、咽痛。

药证：停饮所致的呕、恶、咳、悸、头晕、腹中雷鸣，心下坚满，咽喉肿痛，胸满咳逆等。舌象正常或苔偏厚，或干腻，或滑苔黏腻，或舌边有两条由细小唾液泡沫堆积而成的白线，或有齿痕舌。脉象正常或滑利。

用法用量：入煎剂，常用6～9g。本品性温燥，阴虚燥咳、血症、热痰、燥痰应慎用。不宜与川乌、草乌、附子同用。生品内服宜慎。《中华人民共和国药典》（2010版）用法用量：内服一般炮制后使用，3～9g。外用适量，磨汁涂或研末以酒调敷患处。

经典摘录：《神农本草经》："味辛，平。主治伤寒寒热，心下坚，下气，喉咽肿痛，头眩，胸胀，咳逆，肠鸣，止汗。一名地文，一名水玉。生槐里川谷。"《名医别录》："生微寒、熟温，有毒。主消心腹胸中膈痰热满结，咳嗽上气，心下急痛坚痞，时气呕逆，消痈肿，胎堕，治萎黄，悦泽面目。生令人吐，熟令人下。用之汤洗，令滑尽。一名守田，一名示姑。生槐里。五月、八月采根，暴干。"《新修本草》："味辛，平、生微寒、熟温，有毒。主伤寒寒热，心下坚，下气，喉咽肿痛，头眩，胸胀，咳逆，肠鸣，止汗。消心腹胸中膈痰热满结，咳嗽上气，心下急痛坚痞，时气呕逆，消痈肿，胎堕，疗痿黄，悦泽面目。生令人吐，熟令人下。用之汤洗，令滑尽。一名地文，一名水玉，一名守田，一名示姑。生槐里川谷。五月、八月采根，暴干。"

31. 干姜

来源：本品为姜科植物姜的干燥根茎。

性味：味辛，性热。

功效：温中、温下祛寒，回阳救逆，和胃降逆止呕。

药证：胸满，咳喘不得卧，干呕、吐涎沫而不渴，风寒湿痹，四肢厥冷，肠澼下利等。舌苔白厚或腻，或白滑，舌面若罩一层黏液，即“干姜舌”；脉微沉。

用法用量：入煎剂，常用5～15g。《中华人民共和国药典》（2010版）常用量：3～10g。

经典摘录：《神农本草经》：“味辛，温。主治胸满，咳逆上气，温中，止血，出汗，逐风湿痹，肠澼下痢。生者尤良，久服去臭气，通神明。生犍为川谷。”《名医别录》：“大热，无毒。主治寒冷腹痛，中恶，霍乱，胀满，风邪诸毒，皮肤间结气，止唾血。生姜，味辛，微温。主治伤寒头痛、鼻塞，咳逆上气，止呕吐。生犍为及荆州、扬州。九月采。又，生姜，微温，辛，归五脏。去痰，下气，止呕吐，除风邪寒热，久服小志少智，伤心气。”《新修本草》：“味辛，温，大热，无毒。主胸满咳逆上气，温中，止血，出汗，逐风湿痹，肠澼下痢。寒冷腹痛，中恶，霍乱，胀满，风邪诸毒，皮肤间结气，止唾血。生者尤良。疗风下气，止血，宣诸络脉，微汗。久服令眼暗。生姜，味辛，微温。主伤寒头痛鼻塞，咳逆上气，止呕吐。久服去臭气，通神明。生犍为川谷及荆州、扬州，九月采。”

32. 人参

来源：本品为五加科植物人参的干燥根和根茎。

性味：甘、微苦，微温。

功效：补中益气，健胃生津血止渴，强壮机能。

药证：心下痞硬满，呕吐不食，心痛腹胀，烦悸诸血，下利及因胃衰弱而致的一切虚证。舌面干燥；脉沉伏微弱。

用法用量：入煎剂，5～10g，危急重证时剂量可酌增为15～30g。宜文火另煎兑服。研末吞服，每次1.5～2g。《中华人民共和国药典》（2010版）用法用量：2～9g，另煎兑服；也可研末吞服，一次2g，一日2次。

经典摘录：《神农本草经》：“味甘，微寒。主补五脏，安精神，定魂魄，止惊悸，除邪气，明目，开心益智。久服轻身延年。一名人衔，一名鬼盖。生上党山谷。”《名医别录》：“微温，无毒。主治肠胃中冷，心腹鼓痛，胸胁逆满，霍乱吐逆，调中，止消渴通血脉，破坚积，令人不忘。一名神草，一名人微，一名土精，一名血参。如人形者有神。生上党及辽东。二月、四月、八月上旬采根，竹刀刮，暴干，无令见风。”《新修本草》：“味甘，微寒，微温，无毒。主补五脏，安精神，定魂魄，止惊悸，除邪气，明目，开心，益智。疗肠胃中冷，心腹鼓痛，胸胁逆满，霍乱吐逆，调中，止消渴，通血脉，破坚积，令人不忘。久服轻身延年。一名人衔，一名鬼盖，一名神草，一名人微，一名土精，一名血参。如人形者有神。生上党山谷及辽东。二月、四月、八月上旬采根，竹刀刮，暴干，无令见风。”

33. 茯苓

来源：本品为多孔菌科真菌茯苓的干燥菌核。

性味：甘、淡，平。

功效：利饮祛湿，祛胃内停水，安神。

药证：心下悸动或结痛，小便不利，湿痹疼痛等。舌体多胖大，边有齿痕，舌面较湿润；脉沉。

用法用量：入煎剂，常用10～30g。《中华人民共和国药典》（2010版）用法用量：10～15g。

经典摘录：《神农本草经》：“味甘，平。主胸胁逆气。忧恚，惊邪恐悸，心下结痛，寒热，烦满，咳逆，止口焦舌干，利小便。久服安魂魄养神，不饥，延年。一名伏菟。生太山山谷。”《名医别录》：“无毒。止消渴，好唾，大腹淋沥，膈中痰水，水肿淋结，开胸腑，调脏气，伐肾邪，长阴，益气力，保神守中，其有根者，名茯神。”《新修本草》：“味甘，平，无毒。主胸胁逆气，忧恚、惊邪、恐悸，心下结痛，寒热，烦满，咳逆，止口焦舌干，利小便。止消渴，好唾，大腹淋沥，膈中淡水，水肿淋结，开胸腑，调脏气，伐肾邪，长阴，益气力，保神守中。久服安魂魄、养神、不饥、延年。一名茯菟。其有抱根者，名伏神。伏神，味甘、平。主辟不详，疗风眩、风虚，五劳、七伤，口干，止惊悸，多恚怒，善忘，开心益智，安魂魄，养精神。生太山山谷大松下。二月、八月采，阴干。”

34. 白术

来源：本品为菊科植物白术的干燥根茎。

性味：甘、苦，温。

功效：温中祛湿，健胃利尿。

药证：里有停饮之心下痞满，眩冒，渴而小便不利，风寒湿痹，肌肤瞤动，便秘等。舌面常有薄白苔，舌质不红，舌头较大且胖，舌边有齿痕；脉沉弦。

用法用量：入煎剂，常用5～15g，通便60～120g。《中华人民共和国药典》（2010版）用法用量：6～12g。

经典摘录：《神农本草经》："术，味苦，温。主治风寒湿痹，死肌，痉，疸，止汗，除热，消食。作煎饵。久服轻身，延年，不饥。一名山蓟，生郑山山谷。"《名医别录》谓术："味甘，无毒。主治大风在身面，风眩头痛，目泪出，消痰水，逐皮间风水结肿，除心下急满，及霍乱，吐下不止，利腰脐间血，益津液，暖胃，消谷，嗜食。一名山姜，一名山连。生郑山、汉中、南郑。二月、三月、八月、九月采根，暴干。"《新修本草》谓术："味苦、甘，温，无毒。主风寒，湿痹，死肌，痉疸，止汗，除热，消食。主大风在身面，风眩头痛，目泪出，消痰水，逐皮间风水结肿，除心下急满，及霍乱、吐下不止，利腰脐间血，益津液，暖胃，消谷，嗜食。作煎饵，久服轻身、延年、不饥。一名山蓟，一名山姜，一名山连。生郑山山谷、汉中、南郑。二月、三月、八月、九月采根，暴干。"

35. 当归

来源：本品为伞形科植物当归的干燥根。

性味：甘、辛，温。

功效：补血活血，润燥滑肠。

药证：虚汗胃腹疼痛，痛经，月经不调，崩漏，症瘕积聚，痿痹，痈疽疮疡，跌打损伤，虚寒性便秘，舌质淡白或紫暗，脉细等。

用法用量：煎汤、浸酒、熬膏或入丸、散，常用5～15g；外用适量，多入药膏中用。《中华人民共和国药典》（2010版）用法用量：6～12g。

经典摘录：《神农本草经》："味甘，温。主治咳逆上气，温疟寒热洗洗在皮肤中，妇人漏下绝子，诸恶疮疡，金创，煮饮之。一名干归。生陇西川谷。"《名医别录》："味辛，无毒。主温中，止痛，除客血内塞，中风痓，汗不出，湿痹，中恶，客气虚冷，补五脏，生肌肉。生陇西。二月、八月采根，阴干。"《新修本草》："味甘、辛，温、大温，无毒。主咳逆上气，温疟寒热洗洗在皮肤中，妇人漏下绝子，诸恶疮疡，金疮，煮饮之。温中止痛，除客血内塞，中风痓，汗不出，湿痹，中恶，客气虚冷，补五脏，生肌肉。一名干归。生陇西川谷。二月、八月采根，阴干。"

36. 甘草

来源：本品为豆科植物甘草、胀果甘草或光果甘草的干燥根和根茎。

性味：甘，平。

功效：益气安中，缓急滋润，清热解毒。

药证：五脏六腑寒热邪气，腹痛或筋肉急剧紧缩性疼痛及其他诸般急迫。

舌质淡红，舌苔薄白；脉虚缓。

用法用量：入煎剂，常用3～12g。《中华人民共和国药典》（2010版）用法用量：2～10g。

经典摘录：《神农本草经》："味甘，平。主治五脏六腑寒热邪气，坚筋骨，长肌肉，倍力，金创，尰，解毒。久服轻身，延年。生河西川谷。"《名医别录》："无毒。主温中，下气，烦满，短气，伤脏，咳嗽，止渴，通经脉，利血气，解百药毒，为九土之精，安和七十二种石，一千二百种草。一名蜜甘，一名美草，一名蜜草，一名蕗草，生河西积沙山及上郡。二月、八月除日采根，暴干，十日成。"《新修本草》："味甘，平，无毒。主五脏六腑寒热邪气，坚筋骨，长肌肉，倍力，金疮尰，解毒，温中下气，烦满短气，伤脏咳嗽，止渴，通经脉，利血气，解百药毒，为九土之精，安和七十二种石，一千二百种草。久服轻身延年。一名密甘、一名美草、一名蜜草、一名蕗草。生河西川谷积沙山及上郡。二月、八月除日采根，暴干，十日成。"

37. 黄芪

来源：本品为豆科植物蒙古黄芪或膜荚黄芪的干燥根。

性味：甘，微温。

功效：益卫，固表，解表，生肌，利湿。

药证：汗出恶风明显，久病表不解，在表之水肿，关节疼痛，皮肤黄染，黄肿，痈疽，疮口不收等。舌质淡胖，舌苔润。

用法用量：入煎剂，常用10～30g。《中华人民共和国药典》（2010版）用法用量：9～30g。

经典摘录：《神农本草经》："味甘，微温。主治痈疽，久败疮，排脓止痛，大风癞疾，五痔，鼠瘘，补虚，小儿百病。一名戴糁。生蜀郡山谷。"《名医别录》："无毒。主治妇人子藏风邪气，逐五脏间恶血，补丈夫虚损，五劳羸瘦，止渴，腹痛泄利，益气，利阴气。生白水者冷，补。其茎、叶，治渴及筋挛，痈肿，疽疮。一名戴椹，一名独椹，一名芰草，一名蜀脂，一名百本。生蜀郡、白水、汉中。二月、十月采，阴干。"《新修本草》："味甘，微温，无毒。主痈疽，久败疮，排脓止痛，大风癞疾，五痔鼠瘘，补虚，小儿百病。妇人子藏风邪气，逐脏间恶血，补丈夫虚损，五劳羸瘦，止渴，腹痛泄利，益气，利阴气。生白水者冷，补。其茎、叶疗渴及筋挛，痈肿，疽疮。一名戴糁，一名戴椹，一名独椹，一名芰草，一名蜀脂，一名百本。生蜀郡山谷、白水、汉中。二月、十月采，阴干。"

38. 防己

来源：本品为防已科植物粉防己的干燥根。

性味：辛、苦，寒。

功效：利水逐饮清热。

药证：隔间支饮，肠间水气，喘满，癫痫等。

用法用量：入煎剂，常用10～15g。《中华人民共和国药典》（2010版）用法用量：5～10g。

经典摘录：《神农本草经》："味辛，平。主治风寒，温疟，热气，诸痫，除邪，利大小便。一名解离。生汉中川谷。"《名医别录》："味苦，温，无毒。主治水肿，风肿，去膀胱热，伤寒，寒热邪气，中风，手脚挛急，止泄，散痈肿、恶结，诸蜗疥癣，虫疮，通腠理，利九窍。文如车辐理解者良。生汉中。二月、八月采根，阴干。"《新修本草》："味辛、苦，平、温，无毒。主风寒，温疟，热气，诸痫，除邪，利大小便。疗水肿，风肿，去膀胱热，伤寒，寒热邪气，中风手脚挛急，止泄，散痈肿，恶结，诸蜗疥癣，虫疮，通腠理，利九窍。一名解离，文如车辐理解者良。生汉中川谷，二月、八月采根，阴干。"

39. 大枣

来源：本品为鼠李科植物枣的干燥成熟果实。

性味：甘，温。

功效：安中健胃，生津血，益气缓急迫。

药证：发热，心动悸，脏躁，水肿，呕逆，奔豚等。舌淡；脉细。

用法用量：入煎剂，常用10～30g；亦可去皮核捣烂为丸服。《中华人民共和国药典》（2010版）用法用量：6～15g。

经典摘录：《神农本草经》："味甘，平。主治心腹邪气，安中，养脾，助十二经，平胃气，通九窍，补少气少津，身中不足，大惊，四肢重，和百药。久服轻身长年。叶：覆麻黄，能出汗。生河东平泽。"《名医别录》："无毒。补中益气，强力，除烦闷，治心下悬、肠澼。久服不饥神仙。一名干枣，一名美枣，一名良枣。八月采，暴干。三岁陈核中仁，燔之，味苦，主治腹痛，邪气。生枣，味甘、辛，多食令人多寒热，羸瘦者，不可食。生河东。"《新修本草》："味甘，平，无毒。主心腹邪气，安中养脾，助十二经胃气，通九窍，补少气少津，身中不足，大惊，四肢重，和百药。补中益气，强力，除烦闷，疗心下悬，肠澼。久服轻身长季，不饥神仙。一名干枣，一名美枣，一名良枣。八月采，暴干。三岁陈核中仁，燔之，味苦，主腹痛，邪气。生枣，味甘、辛，多食令人多寒热，羸瘦者，不可食。叶覆麻黄，能出汗，生河东平泽。

40. 陈皮

来源：本品为芸香科植物橘及其栽培变种茶枝柑（广陈皮）、大红袍、温州蜜柑、福橘的干燥成熟果皮。

性味：辛、苦，温。

功效：宽中下气，除满增饮食，止咳逆。

药证：太阴里证。

用法用量：入煎剂，常用15～30g。《中华人民共和国药典》（2010版）用法用量：3～10g。

经典摘录：《神农本草经》：“橘柚，味辛，温。主治胸中瘕热逆气，利水谷。久服去臭，下气通神。一名橘皮。生南山川谷。”《名医别录》：“橘柚，无毒。主下气，止呕咳，除膀胱留热，下停水，五淋，利小便，治脾不能消谷，气冲胸中，吐逆，霍乱，止泄，去寸白。久服轻身长年。生南山，生江南。十月采。”《新修本草》：“橘柚，味辛，温，无毒。主胸中瘕热逆气，利水谷，下气，止呕咳，除膀胱留热，下停水，五淋，利小便，主脾不能消谷，气冲胸中吐逆，霍乱，止泄，去寸白。久服去臭，下气通神，轻身长年。一名橘皮。生南山川谷，生江南。十月采。”

41. 五味子

来源：本品为木兰科植物五味子或华中五味子的干燥成熟果实。

性味：味酸、甘，性温。

功效：滋补收敛祛痰，酸敛降逆，固精止汗。

药证：寒饮咳嗽，咳逆而冒等。

用法用量：入煎剂，常用10～15g；研末服，每次1～3g。滋补熟用，镇咳生用。《中华人民共和国药典》（2010版）用法用量：2～6g。

经典摘录：《神农本草经》：“味酸，温。主益气，咳逆上气，劳伤羸瘦，补不足，强阴，益男子精。生齐山山谷。”《名医别录》：“无毒。主养五脏，除热，生阴中肌。一名会及，一名玄及。生齐山及代郡。八月采实，阴干。”《新修本草》：“味酸，温，无毒。主益气，咳逆上气，劳伤羸瘦，补不足，强阴，益男子精。养五脏，除热，生阴中肌。一名会及，一名玄及。生齐山山谷及代郡。八月采实，阴干。”

第六章 厥阴病药

42. 吴茱萸

来源： 本品为芸香科植物吴茱萸、石虎或疏毛吴茱萸的干燥近成熟果实。

性味： 辛、苦，热。有小毒。

功效： 温中祛寒，下气止痛，除湿血痹，杀虫，通关节。

药证： 心腹诸冷绞痛，胃肠痉挛，痞满，手足厥逆，脚气水肿等太阴里虚寒证、太阳太阴合病证及厥阴病证。脉细。

用法用量： 入煎剂，常用1.5～5g，或入丸散。《中华人民共和国药典》（2010版）用法用量：2～5g。

经典摘录： 《神农本草经》："味辛，温。主温中下气，止痛，咳逆，寒热，除湿血痹，逐风邪，开腠理。根：杀三虫。一名藙。生上谷川谷。"《名医别录》："大热，有小毒。主去痰冷，腹内绞痛，诸冷、实不消，中恶，心腹痛，逆气，利五脏。根白皮，杀蛲虫，治喉痹咳逆，止泄注，食不消，女子经产余血，疗白癣。生上谷川及宛朐。九月九日采，阴干。"《新修本草》："味辛，温、大热，有小毒。主温中下气，止痛咳逆，寒热，除湿血痹，逐风邪，开腠理。去痰冷，腹内绞痛，诸冷、实不消，中恶，心腹痛，逆气，利五脏。根杀三虫。根白皮杀蛲虫，疗喉痹咳逆，止泄注，食不消，女子经产余血。疗白癣。一名藙。生上谷川谷及宛朐。九月九日采，阴干。"

下 篇

对药篇

第一章　太阳病对药

第一节　麻黄类对药

1. 麻黄配桂枝

配伍述要：本对药主治太阳病证。由于感受外邪，机体欲通过发汗驱邪外出而使病愈。发汗前，大量体液输送至体表，故见脉浮，身痛；气不得旁达而上行，故见呕逆，喘而胸满，属气上冲的表现；津液随气上行，故上半身充血更为严重，表现为头项强痛。麻黄与桂枝相配，麻黄开泄腠理，发表出汗；桂枝调和营卫，降逆止咳，解肌退热。二药配伍，发汗力极强，可使积聚于上的水液和毒素排出体外，从而起到表解汗泄痛止气降之功。

对药经方：本对药见于《伤寒论》《金匮要略》中15方：桂枝加葛根汤、桂枝麻黄各半汤、桂枝二麻黄一汤、桂枝二越婢一汤、葛根汤、葛根加半夏汤、麻黄汤、大青龙汤、小青龙汤、麻黄升麻汤、麻黄加术汤、桂枝芍药知母汤、《古今录验》续命汤、小青龙加石膏汤、桂枝去芍药加麻黄细辛附子汤。

对药主治：①太阳病伤寒证，症见发热、恶寒、畏风、无汗、颈项强痛等；②表有水气之身痛、骨节疼痛等；③表邪未解，气不得旁达而上冲之呕逆、喘咳、胸满等。

对药药量

桂枝加葛根汤：麻黄三两（去节）、桂枝二两（去皮）；

桂枝麻黄各半汤：麻黄一两（去节）、桂枝一两十六铢（去皮）；

桂枝二麻黄一汤：麻黄十六铢（去节）、桂枝一两十七铢（去皮）；

桂枝二越婢一汤：麻黄十八铢、桂枝十八铢（去皮）；

葛根汤：麻黄三两（去节）、桂枝二两（去皮）；

葛根加半夏汤：麻黄三两（去节）、桂枝二两（去皮）；

麻黄汤：麻黄三两（去节）、桂枝二两（去皮）；

大青龙汤：麻黄六两（去节）、桂枝二两（去皮）；

小青龙汤：麻黄三两（去节）、桂枝三两（去皮）；

麻黄升麻汤：麻黄二两半（去节）、桂枝六铢（去皮）；

麻黄加术汤：麻黄三两（去节）、桂枝二两（去皮）；

桂枝芍药知母汤：麻黄二两、桂枝四两；

《古今录验》续命汤：麻黄三两、桂枝三两；

小青龙加石膏汤：麻黄三两、桂枝三两；

桂枝去芍药加麻黄细辛附子汤：麻黄二两、桂枝三两。

表闭重者，麻黄用量大于桂枝，大青龙汤中麻黄用量最大。已发汗、内有水饮、肢体疼痛者，桂枝量大于麻黄。

相应条文

桂枝加葛根汤条文详见：《伤寒论》第14条。

桂枝麻黄各半汤条文详见：《伤寒论》第23条。

桂枝二麻黄一汤条文详见：《伤寒论》第25条。

桂枝二越婢一汤条文详见：《伤寒论》第27条。

葛根汤条文详见：《伤寒论》第31、32条；《金匮要略·痉湿暍病脉证治第二》第12条。

葛根加半夏汤条文详见：《伤寒论》第33条。

麻黄汤条文详见：《伤寒论》第35、36、37、46、51、55、232、235条。

大青龙汤条文详见：《伤寒论》第38、39条；《金匮要略·痰饮咳嗽病脉证并治第十二》第23条。

小青龙汤条文详见：《伤寒论》第40、41条；《金匮要略·痰饮咳嗽病脉证并治第十二》第23、35条，《金匮要略·妇人杂病脉证并治第二十二》第7条。

麻黄升麻汤条文详见：《伤寒论》第357条。

麻黄加术汤条文详见：《金匮要略·痉湿暍病脉证治第二》第20条。

桂枝芍药知母汤条文详见：《金匮要略·中风历节病脉证并治第五》第8条。

《古今录验》续命汤条文详见：《金匮要略·中风历节病脉证并治第五》附方。

小青龙加石膏汤条文详见：《金匮要略·肺痿肺痈咳嗽上气病脉证并治第七》第14条。

桂枝去芍药加麻黄细辛附子汤条文详见：《金匮要略·水气病脉证并治第十四》第31条。

2．麻黄配石膏

配伍述要：本对药主治太阳与阳明合病证。由于外感寒邪表气郁闭，波及于肺，可见恶寒、无汗而喘；内传阳明，见身热、烦躁、出汗、口干，而成表有寒、里有热之太阳阳明合病。二药相配，麻黄辛温，发表出汗，解除太阳之表闭；石膏辛寒，清泄阳明之里热。二药辛温辛寒相伍，各归其经，互不掣肘，而使发热恶寒烦躁、出汗、口干、气逆喘促诸症可解，寓辛凉解表之意。

对药经方：本对药见于《伤寒论》《金匮要略》中11方：桂枝二越婢一汤、大青龙汤、麻黄杏仁甘草石膏汤、麻黄升麻汤、越婢加术汤、《古今录验》续命汤、厚朴麻黄汤、越婢加半夏汤、小青龙加石膏汤、越婢汤、文蛤汤。

对药主治：①表未解伴喘咳、出汗多，汗质黏稠、臭味重者；②风水证；③“咳而脉浮”的症状。

对药药量

桂枝二越婢一汤：麻黄十八铢、石膏二十四铢；

大青龙汤：麻黄六两（去节）、石膏如鸡子大（碎）；

麻黄杏仁甘草石膏汤：麻黄四两（去节）、石膏半斤（碎，绵裹）；

麻黄升麻汤：麻黄二两半（去节）、石膏六铢（碎，绵裹）；

越婢加术汤：麻黄六两、石膏半斤；

《古今录验》续命汤：麻黄三两、石膏三两；

厚朴麻黄汤： 麻黄四两、石膏如鸡子大；

越婢加半夏汤：麻黄六两、石膏半斤；

小青龙加石膏汤：麻黄三两、石膏二两（碎，绵裹）；

越婢汤：麻黄六两、石膏半斤；

文蛤汤：麻黄三两、石膏五两。

相应条文

桂枝二越婢一汤条文详见：《伤寒论》第27条。

大青龙汤条文详见：《伤寒论》第38、39条；《金匮要略·痰饮咳嗽病脉证并治第十二》第23条。

麻黄杏仁甘草石膏汤条文详见：《伤寒论》第63条。

麻黄升麻汤条文详见：《伤寒论》第357条。

越婢加术汤条文详见：《金匮要略·中风历节病脉证并治第五》附方，《金匮要略·水气病脉证并治第十四》第5、25条。

《古今录验》续命汤条文详见：《金匮要略·中风历节病脉证并治第五》附方。

厚朴麻黄汤条文详见：《金匮要略·肺痿肺痈咳嗽上气病脉证并治第七》第8条。

越婢加半夏汤条文详见：《金匮要略·肺痿肺痈咳嗽上气病脉证并治第七》第13条。

小青龙加石膏汤条文详见：《金匮要略·肺痿肺痈咳嗽上气病脉证并治第七》第14条。

越婢汤条文详见：《金匮要略·水气病脉证并治第十四》第23条。

文蛤汤条文详见：《金匮要略·呕吐哕下利病脉证治第十七》第19条。

3．麻黄配五味子

配伍述要：本对药主治太阳与太阴合病证。麻黄主发汗解表；五味子主收敛，祛水，下气定喘。素有伏饮，感受外邪，气不得旁达，水饮随气上冲而致喘咳，麻黄配伍五味子发表兼祛里饮，使表解气降，治疗喘咳之症。

对药经方：本对药见于《伤寒论》《金匮要略》中4方：小青龙汤、射干麻黄汤、厚朴麻黄汤、小青龙加石膏汤。

对药主治：①表不解所致气上冲；②外寒里饮证；③痰饮郁结、气逆喘咳证。

对药药量

小青龙汤：麻黄三两（去节）、五味子半升；

射干麻黄汤：麻黄四两、五味子半升；

厚朴麻黄汤：麻黄四两、五味子半升；

小青龙加石膏汤：麻黄三两、五味子半升。

相应条文

小青龙汤条文详见：《伤寒论》第40、41条；《金匮要略·痰饮咳嗽病脉证并治第十二》第23、35条，《金匮要略·妇人杂病脉证并治第二十二》第7条。

射干麻黄汤条文详见：《金匮要略·肺痿肺痈咳嗽上气病脉证并治第七》第6条。

厚朴麻黄汤条文详见：《金匮要略·肺痿肺痈咳嗽上气病脉证并治第七》第8条。

小青龙加石膏汤条文详见：《金匮要略·肺痿肺痈咳嗽上气病脉证并治第七》第14条。

4．麻黄配甘草

配伍述要：本对药主治太阳或少阴病证。麻黄功在发表出汗，凡水液积聚于上半身的风寒表证，或水液停留于关节之痹病，以及停着于肌肉而致身重等证，均可用麻黄发汗而解，但麻黄发汗力大，以甘草配之，其甘缓之力可免汗出无度，并能安中养液，使汗出有源。二药在《金匮要略》中单成一方，即甘草麻黄汤，主治肺寒阳郁水气证。

对药经方：本对药见于《伤寒论》《金匮要略》中28方：桂枝加葛根汤、桂枝麻黄各半汤、桂枝二麻黄一汤、桂枝二越婢一汤、葛根汤、葛根加半夏汤、麻黄汤、大青龙汤、小青龙汤、麻黄杏仁甘草石膏汤、麻黄连轺赤小豆汤、麻黄附子甘草汤、麻黄升麻汤、麻黄加术汤、麻黄杏仁薏苡甘草汤、《外台秘要》牡蛎汤、桂枝芍药知母汤、乌头汤、《古今录验》续命汤、越婢加术汤、越婢加半夏汤、小青龙加石膏汤、越婢汤、甘草麻黄汤、麻黄附子汤、桂枝去芍药加麻黄细辛附子汤、文蛤汤、救卒死客忤死还魂汤主之方。

对药主治：①太阳表证；②少阴表证；③表不解所致气上冲，症见喘咳等；④外寒里饮证；⑤痰饮郁结、气逆喘咳证等。

对药药量

桂枝加葛根汤：麻黄三两（去节）、甘草二两（炙）；

桂枝麻黄各半汤：麻黄一两（去节）、甘草一两（炙）；

桂枝二麻黄一汤：麻黄十六铢（去节）、甘草一两二铢（炙）；

桂枝二越婢一汤：麻黄十八铢、甘草十八铢（炙）；

葛根汤：麻黄三两（去节）、甘草二两（炙）；

葛根加半夏汤：麻黄三两（去节）、甘草二两（炙）；

麻黄汤：麻黄三两（去节）、甘草一两（炙）；

大青龙汤：麻黄六两（去节）、甘草二两（炙）；

小青龙汤：麻黄三两（去节）、甘草三两（炙）；

麻黄杏仁甘草石膏汤：麻黄四两（去节）、甘草二两（炙）；

麻黄连轺赤小豆汤：麻黄二两（去节）、甘草二两（炙）；

麻黄附子甘草汤：麻黄二两（去节）、甘草二两（炙）；

麻黄升麻汤：麻黄二两半（去节）、甘草六铢（炙）；

麻黄加术汤：麻黄三两（去节）、甘草一两（炙）；

麻黄杏仁薏苡甘草汤：麻黄半两（去节，汤泡）、甘草一两（炙）；

《外台秘要》牡蛎汤：麻黄四两（去节）、甘草二两（炙）；

桂枝芍药知母汤：麻黄二两、甘草二两；

乌头汤：麻黄三两、甘草三两（炙）；

《古今录验》续命汤：麻黄三两、甘草三两；

越婢加术汤：麻黄六两、甘草二两；

越婢加半夏汤：麻黄六两、甘草二两；

小青龙加石膏汤：麻黄三两、甘草三两；

越婢汤：麻黄六两、甘草二两；

甘草麻黄汤：麻黄四两、甘草二两；

麻黄附子汤：麻黄三两、甘草二两；

桂枝去芍药加麻黄细辛附子汤：麻黄二两、甘草二两；

文蛤汤：麻黄三两、甘草三两；

救卒死客忤死还魂汤主之方：麻黄三两（去节）、甘草一两（炙）。

相应条文

桂枝加葛根汤条文详见：《伤寒论》第14条。

桂枝麻黄各半汤条文详见：《伤寒论》第23条。

桂枝二麻黄一汤条文详见：《伤寒论》第25条。

桂枝二越婢一汤条文详见：《伤寒论》第27条。

葛根汤条文详见：《伤寒论》第31、32条。

葛根加半夏汤条文详见：《伤寒论》第33条。

麻黄汤条文详见：《伤寒论》第35、36、37、46、51、55、232、235条。

大青龙汤条文详见：《伤寒论》第38、39条；《金匮要略·痰饮咳嗽病脉证并治第十二》第23条。

小青龙汤条文详见：《伤寒论》第40、41条；《金匮要略·痰饮咳嗽病脉证并治第十二》第23、35条，《金匮要略·妇人杂病脉证并治第二十二》第7条。

麻黄杏仁甘草石膏汤条文详见：《伤寒论》第63条。

麻黄连轺赤小豆汤条文详见：《伤寒论》第262条。

麻黄附子甘草汤条文详见：《伤寒论》第302条。

麻黄升麻汤条文详见：《伤寒论》第357条。

麻黄加术汤条文详见：《金匮要略·痉湿暍病脉证治第二》第20条。

麻黄杏仁薏苡甘草汤条文详见：《金匮要略·痉湿暍病脉证治第二》第21条。

《外台秘要》牡蛎汤条文详见：《金匮要略·疟病脉证并治第四》附方。

桂枝芍药知母汤条文详见：《金匮要略·中风历节病脉证并治第五》第8条。

乌头汤条文详见：《金匮要略·中风历节病脉证并治第五》第10条。

《古今录验》续命汤条文详见：《金匮要略·中风历节病脉证并治第五》附方。

越婢加术汤条文详见：《金匮要略·中风历节病脉证并治第五》附方，《金匮要略·水气病脉证并治第十四》第5、25条。

越婢加半夏汤条文详见：《金匮要略·肺痿肺痈咳嗽上气病脉证并治第七》第13条。

小青龙加石膏汤条文详见：《金匮要略·肺痿肺痈咳嗽上气病脉证并治第七》第14条。

越婢汤条文详见：《金匮要略·水气病脉证并治第十四》第23条。

甘草麻黄汤条文详见：《金匮要略·水气病脉证并治第十四》第25条。

麻黄附子汤条文详见：《金匮要略·水气病脉证并治第十四》第26条。

桂枝去芍药加麻黄细辛附子汤条文详见：《金匮要略·水气病脉证并治第十四》第31条。

文蛤汤条文详见：《金匮要略·呕吐哕下利病脉证治第十七》第19条。

救卒死客忤死还魂汤主之方条文详见：《金匮要略·杂疗方第二十三》。

5. 麻黄配葛根

配伍述要：本对药主治太阳或太阳阳明合病证。麻黄性温辛散，发汗解表，祛在表之水气，祛风散寒；葛根辛凉升散，解肌升清，止渴止利。两药伍用，一温一寒，相反相成，升散发汗，解表祛邪之力加强，且能太阳、阳明并治。下利伴见太阳病者，宜发汗为法。两药相合，发汗解表兼治下利。

对药经方：本对药见于《伤寒论》《金匮要略》中3方：桂枝加葛根汤、葛根汤、葛根加半夏汤。

对药主治：①太阳表证，症见无汗、恶风、喘息、项背拘急等症状；②太阳与阳明合病，或不下利而呕。

对药药量

桂枝加葛根汤：麻黄三两（去节）、葛根四两；

葛根汤：麻黄三两（去节）、葛根四两；

葛根加半夏汤：麻黄三两（去节）、葛根四两。

相应条文

桂枝加葛根汤条文详见：《伤寒论》第14条。

葛根汤条文详见：《伤寒论》第31、32条；《金匮要略·痉湿暍病脉证治第二》第12条。

葛根加半夏汤条文详见：《伤寒论》第33条。

6. 麻黄配杏仁

配伍述要：本对药主治太阳病证。麻黄发汗解表，止咳平喘，利水消肿；杏仁下气定喘。两药相配，加强定喘之功。太阳伤寒证，机体感受外邪，腠理闭塞而无汗，本应由体表排泄而出的废物担负到肺上，肺受到废物毒素的刺激而发为喘咳，杏仁配伍麻黄增强发汗之力，使邪随汗排出体外，同时降气平喘与麻黄协同作用而达解表平喘之效。

对药经方：本对药见于《伤寒论》《金匮要略》中11方：桂枝麻黄各半汤、桂枝二麻黄一汤、麻黄汤、大青龙汤、麻黄杏仁甘草石膏汤、麻黄连轺赤小豆汤、麻黄加术汤、麻黄杏仁薏苡仁甘草汤、《古今录验》续命汤、厚朴麻黄汤、救卒死客忤死还魂汤主之方。

对药主治：太阳表证出现的咳嗽、无汗、喘息等症状。

对药药量

桂枝麻黄各半汤：麻黄一两（去节）、杏仁二十四枚（去皮尖）；

桂枝二麻黄一汤：麻黄十六铢（去节）、杏仁十六个（去皮尖）；

麻黄汤：麻黄三两（去节）、杏仁七十个（去皮尖）；

大青龙汤：麻黄六两（去节）、杏仁四十个（去皮尖）；

麻黄杏仁甘草石膏汤：麻黄四两（去节）、杏仁五十个（去皮尖）；

麻黄连轺赤小豆汤：麻黄二两（去节）、杏仁四十个（去皮尖）；

麻黄加术汤：麻黄三两（去节）、杏仁七十个（去皮尖）；

麻黄杏仁薏苡仁甘草汤：麻黄半两（去节，汤泡）、杏仁十个（去皮尖，炒）；

《古今录验》续命汤：麻黄三两（去节）、杏仁四十个（去皮尖）；

厚朴麻黄汤：麻黄四两、杏仁半升；

救卒死客忤死还魂汤主之方：麻黄三两（去节）、杏仁七十个（去皮尖）。

相应条文

桂枝麻黄各半汤条文详见：《伤寒论》第23条。

桂枝二麻黄一汤条文详见：《伤寒论》第25条。

麻黄汤条文详见：《伤寒论》第35、36、37、46、51、55、232、235条。

大青龙汤条文详见：《伤寒论》第38、39条；《金匮要略·痰饮咳嗽病脉证并治第十二》第23条。

麻黄杏仁甘草石膏汤条文详见：《伤寒论》第63条。

麻黄连轺赤小豆汤条文详见：《伤寒论》第262条。

麻黄加术汤条文详见：《金匮要略·痓湿暍病脉证治第二》第20条。

麻黄杏仁薏苡甘草汤条文详见：《金匮要略·痓湿暍病脉证治第二》第21条。

《古今录验》续命汤条文详见：《金匮要略·中风历节病脉证并治第五》附方。

厚朴麻黄汤条文详见：《金匮要略·肺痿肺痈咳嗽上气病脉证并治第七》第8条。

救卒死客忤死还魂汤主之方条文详见：《金匮要略·杂疗方第二十三》。

7. 麻黄配白术

配伍述要：本对药主治太阳太阴合病证。麻黄性温辛散，外能发汗解表以散风寒，内能宣通肺气以平咳喘，上能开宣肺气以启上源，下输膀胱以利州都。白术祛风湿，解痹止痛，止汗利尿。二药相配，既能发越郁阳，又能散水气，还能制水气，而达到治疗水气病证，同时，麻黄配伍白术为发汗药与利尿药结合，属小发汗法，符合风湿病的治疗原则。

对药经方：本对药见于《伤寒论》《金匮要略》中4方：麻黄升麻汤、麻黄加术汤、桂枝芍药知母汤、越婢加术汤。

对药主治：①风湿类病；②小便不利所致的水气病。

对药药量

麻黄升麻汤：麻黄二两半（去节）、白术六铢；

麻黄加术汤：麻黄二两半（去节）、白术四两；

桂枝芍药知母汤：麻黄二两、白术五两；

越婢加术汤：麻黄六两、白术四两。

相应条文

麻黄升麻汤条文详见：《伤寒论》第357条。

麻黄加术汤条文详见：《金匮要略·痉湿暍病脉证治第二》第20条。

桂枝芍药知母汤条文详见：《金匮要略·中风历节病脉证并治第五》第8条。

越婢加术汤条文详见：《金匮要略·中风历节病脉证并治第五》附方，《金匮要略·水气病脉证并治第十四》第5、25条。

8. 麻黄配半夏

配伍述要：本对药主治太阳太阴合病证。麻黄发汗解表，利水化饮；半夏降逆逐饮，化痰止咳，利尿。其应用以半夏麻黄丸最具代表性，主治心下悸，因麻黄散水气，半夏降水气。二药在《金匮要略》中单成一方，即半夏麻黄丸，主治心下悸，头晕目眩，胸脘痞闷，咳唾清痰、涎沫等。两药相配，适用于临床见表实证明显，又伴心下停饮之心悸，亦可治胃中停饮或浮肿者。

对药经方：本对药见于《伤寒论》《金匮要略》中7方：葛根加半夏汤、小青龙汤、射干麻黄汤、厚朴麻黄汤、越婢加半夏汤、小青龙加石膏汤、半夏麻黄丸。

对药主治： 太阳表证出现的发热、咳嗽、咳痰、喘息、呕逆、无汗、心下悸等证。

对药药量

葛根加半夏汤：麻黄三两（去节，切）、半夏（半升）；

小青龙汤：麻黄三两（去节，切）、半夏（半升，洗）；

射干麻黄汤：麻黄四两、半夏八枚（大者，洗）；

厚朴麻黄汤：麻黄四两、半夏半升；

越婢加半夏汤：麻黄六两、半夏半升；

小青龙加石膏汤：麻黄三两、半夏半升；

半夏麻黄丸：麻黄、半夏等分。

相应条文

葛根加半夏汤条文详见：《伤寒论》第33条。

小青龙汤条文详见：《伤寒论》第40、41条；《金匮要略·痰饮咳嗽病脉证并治第十二》第23、35条，《金匮要略·妇人杂病脉证并治第二十二》第7条。

射干麻黄汤条文详见：《金匮要略·肺痿肺痈咳嗽上气病脉证并治第七》第6条。

厚朴麻黄汤条文详见：《金匮要略·肺痿肺痈咳嗽上气病脉证并治第七》第8条。

越婢加半夏汤条文详见：《金匮要略·肺痿肺痈咳嗽上气病脉证并治第七》第13条。

小青龙加石膏汤条文详见：《金匮要略·肺痿肺痈咳嗽上气病脉证并治第七》第14条。

半夏麻黄丸条文详见：《金匮要略·惊悸吐衄下血胸满瘀血病脉证治第十六》第13条。

第二节　桂枝类对药

9．桂枝配茯苓

配伍述要： 本对药主治太阳太阴合病证。桂枝主解外，补中，利水，降冲逆；茯苓为利尿药，主治头眩，小便不利，心中惊悸不安。平素有水饮之人，若患外感之邪而误施吐下法，很容易表不解而气上冲，水饮之邪随气上冲，导致气上冲胸、心下逆满、起则头眩等证，气上冲而会诱导小便不往下行，发生小便不利。二药相配，解表同时镇其气上冲，使气下行，借茯苓利尿之力，达到小便行于下而利尿的作用。膀胱蓄水，小便不利，此时非利小便不能解表，所以二者合用，心悸、头眩、心下逆满诸证皆可除。

对药经方：本对药见于《伤寒论》《金匮要略》中共14方：茯苓桂枝甘草大枣汤、茯苓桂枝白术甘草汤、五苓散、茯苓甘草汤、麻黄升麻汤、侯氏黑散、崔氏八味丸、薯蓣丸、木防己去石膏加茯苓芒硝汤、茯苓泽泻汤、防己茯苓汤、桂枝茯苓丸、肾气丸、桂苓五味甘草汤。

对药主治：①胃虚，津液不足而气上冲；②饮停胸胁而致的胸胁胀满，目眩心悸，短气而咳；③外有表证、内停水湿而致的头痛，发热，烦渴饮水，小便不利；④脉浮，微热，消渴者。

对药药量

茯苓桂枝甘草大枣汤：桂枝四两（去皮）、茯苓半斤；

茯苓桂枝白术甘草汤：桂枝三两（去皮）、茯苓四两；

五苓散：桂枝半两（去皮）、茯苓十八铢；

茯苓甘草汤：桂枝二两（去皮）、茯苓二两；

麻黄升麻汤：桂枝六铢（去皮）、茯苓六铢；

侯氏黑散：桂枝三分、茯苓三分；

崔氏八味丸：桂枝一两、茯苓三两；

薯蓣丸：桂枝十分、茯苓五分；

木防己去石膏加茯苓芒硝汤：桂枝二两、茯苓四两；

茯苓泽泻汤：桂枝二两、茯苓半斤；

防己茯苓汤：桂枝三两、茯苓六两；

桂枝茯苓丸：桂枝、茯苓等分；

肾气丸：桂枝一两、茯苓三两；

桂苓五味甘草汤：桂枝四两（去皮）、茯苓四两。

相应条文

茯苓桂枝甘草大枣汤条文详见：《伤寒论》第62、65条；《金匮要略·奔豚气病脉证治第八》第4条。

茯苓桂枝白术甘草汤条文详见：《伤寒论》第67条；《金匮要略·痰饮咳嗽病脉证并治第十二》第16、17条。

五苓散条文详见：《伤寒论》第71、72、73、74、141、156、244、386条；《金匮要略·痰饮咳嗽病脉证并治第十二》第31条；《金匮要略·消渴小便不利淋病脉证并治第十三》第4、5条。

茯苓甘草汤条文详见：《伤寒论》第73、356条。

麻黄升麻汤条文详见：《伤寒论》第357条。

侯氏黑散条文详见：《金匮要略·中风历节病脉证并治第五》第2条。

崔氏八味丸条文详见：《金匮要略·中风历节病脉证并治第五》附方。

薯蓣丸条文详见：《金匮要略·血痹虚劳病脉证并治第六》第16条。

木防己去石膏加茯苓芒硝汤条文详见：《金匮要略·痰饮咳嗽病脉证并治第十二》第24条。

茯苓泽泻汤条文详见：《金匮要略·呕吐哕下利病脉证治第十七》第20条。

防已茯苓汤条文详见：《金匮要略·水气病脉证并治第十四》第22条。

桂枝茯苓丸条文详见：《金匮要略·水气病脉证并治第十四》第2条。

肾气丸条文详见：《金匮要略·妇人杂病脉证并治第二十二》第19条，《金匮要略·血痹虚劳病脉证并治第六》第15条。

茯苓桂枝五味甘草汤条文详见：《金匮要略·痰饮咳嗽病脉证并治第十二》第36条。

10．桂枝配芍药

配伍述要：本对药主治太阳或太阳阳明合病证。桂枝主解外，补中，利水，降冲逆，畅营血于肌表；芍药主治腹满痛，症瘕积聚，痹痛，筋肌拘挛等。表未解而又因误治出现或实或虚的变证，如见脉沉迟，腹中急痛，腹满时痛可用。二药相配，解表的同时兼以养血、缓急止痛。

对药经方：本对药见于《伤寒论》《金匮要略》中35方：桂枝汤、桂枝加葛根汤、桂枝加附子汤、桂枝麻黄各半汤、桂枝二麻黄一汤、桂枝二越婢一汤、葛根汤、葛根加半夏汤、小青龙汤、桂枝加厚朴杏子汤、桂枝加芍药生姜各一两人参三两新加汤、小建中汤、桂枝加桂汤、柴胡桂枝汤、桂枝加芍药汤、桂枝加大黄汤、当归四逆汤、当归四逆加吴茱萸生姜汤、麻黄升麻汤、栝楼桂枝汤、鳖甲煎丸、桂枝芍药知母汤、黄芪桂枝五物汤、桂枝加龙骨牡蛎汤、黄芪建中汤、薯蓣丸、小青龙加石膏汤、乌头桂枝汤、《外台》柴胡桂枝汤、黄芪芍桂苦酒汤、桂枝加黄芪汤、桂枝茯苓丸、《千金》内补当归建中汤、温经汤、土瓜根散等。

对药主治：①表证发热，恶风汗自出，脉浮缓，项背强几几者；②中气虚寒，症见脘腹疼痛，呕吐，泄泻者；③妇女冲任虚寒，瘀血内阻所致的月经后期量少，经期腹痛，崩漏等；④伤寒表不解，陷于厥阴病，上热下寒，症见咽喉不利、腹泻者；⑤太阳阳明合病之腹满痛者。

对药药量

桂枝汤：桂枝三两（去皮）、芍药三两；

桂枝加葛根汤：桂枝二两（去皮）、芍药二两；

桂枝加附子汤：桂枝三两（去皮）、芍药三两；

桂枝麻黄各半汤：桂枝一两十六铢（去皮）、芍药一两；

桂枝二麻黄一汤：桂枝一两十七铢（去皮）、芍药一两六铢；

桂枝二越婢一汤：桂枝十八铢（去皮）、芍药十八铢；

葛根汤：桂枝二两（去皮）、芍药二两；

葛根加半夏汤：桂枝二两、芍药二两；

小青龙汤：桂枝三两（去皮）、芍药三两；

桂枝加厚朴杏子汤：桂枝三两（去皮）、芍药三两；

桂枝加芍药生姜各一两人参三两新加汤：桂枝三两（去皮）、芍药四两；

小建中汤：桂枝三两（去皮）、芍药六两；

桂枝加桂汤：桂枝五两（去皮）、芍药三两；

柴胡桂枝汤：桂枝一两半（去皮）、芍药一两半；

桂枝加芍药汤：桂枝三两（去皮）、芍药六两；

桂枝加大黄汤：桂枝三两（去皮）、芍药六两；

当归四逆汤：桂枝三两（去皮）、芍药三两；

当归四逆加吴茱萸生姜汤：桂枝三两（去皮）、芍药三两；

麻黄升麻汤：桂枝六铢（去皮）、芍药六铢；

栝楼桂枝汤：桂枝三两、芍药三两；

鳖甲煎丸：桂枝三分、芍药五分；

桂枝芍药知母汤：桂枝四两、芍药三两；

黄芪桂枝五物汤：桂枝三两、芍药三两；

桂枝加龙骨牡蛎汤：桂枝三两、芍药三两；

黄芪建中汤：桂枝三两（去皮）、芍药六两；

薯蓣丸：桂枝十分、芍药六分；

小青龙加石膏汤：桂枝二两（去皮）、芍药二两；

乌头桂枝汤：桂枝三两、芍药三两；

《外台》柴胡桂枝汤：桂枝一两半、芍药一两半；

黄芪芍桂苦酒汤：桂枝三两、芍药三两；

桂枝加黄芪汤：桂枝三两、芍药三两；

桂枝茯苓丸：桂枝、芍药等分；

《千金》内补当归建中汤：桂枝三两、芍药六两；

温经汤：桂枝二两、芍药二两；

土瓜根散：桂枝三两、芍药三两。

相应条文

桂枝汤条文详见：《伤寒论》第12、13、15、16、17、18、19、24、25、42、44、45、53、54、56、57、91、95、164、234、240、276、372、387条；《金匮要略·呕吐哕下利病脉证治第十七》第36条、《金匮要略·妇人妊娠病脉证并治第二十》第1条、《金匮要略·妇人产后病脉证治第二十一》第8条。

桂枝加葛根汤条文详见：《伤寒论》第14条。

桂枝加附子汤条文详见：《伤寒论》第20条。

桂枝麻黄各半汤条文详见：《伤寒论》第23条。

桂枝二麻黄一汤条文详见：《伤寒论》第25条。

桂枝二越婢一汤条文详见：《伤寒论》第27条。

葛根汤条文详见：《伤寒论》第31、32条；《金匮要略·痉湿暍病脉证治第二》第12条。

葛根加半夏汤条文详见：《伤寒论》第33条。

小青龙汤条文详见：《伤寒论》第40、41条；《金匮要略·痰饮咳嗽病脉证并治第十二》第23、35条，《金匮要略·妇人杂病脉证并治第二十二》第7条。

桂枝加厚朴杏子汤条文详见：《伤寒论》第18、43条。

桂枝加芍药生姜各一两人参三两新加汤条文详见：《伤寒论》第62条。

小建中汤条文详见：《伤寒论》第100、102条；《金匮要略·血痹虚劳病脉证并治第六》第13条，《金匮要略·黄疸病脉证并治第十五》第22条，《金匮要略·妇人杂病脉证并治第二十二》第18条。

桂枝加桂汤条文详见：《伤寒论》第117条；《金匮要略·肺痿肺痈咳嗽上气病脉证并治第七》第3条。

柴胡桂枝汤条文详见：《伤寒论》第146条。

桂枝加芍药汤条文详见：《伤寒论》第279条。

桂枝加大黄汤条文详见：《伤寒论》第279条。

当归四逆汤条文详见：《伤寒论》第351条。

当归四逆加吴茱萸生姜汤条文详见：《伤寒论》第352条。

麻黄升麻汤条文详见：《伤寒论》第357条。

栝楼桂枝汤条文详见：《金匮要略·痉湿暍病脉证治第二》第11条。

鳖甲煎丸条文详见：《金匮要略·疟病脉证并治第四》第2条。

桂枝芍药知母汤条文详见：《金匮要略·中风历节病脉证并治第五》第8条。

黄芪桂枝五物汤条文详见：《金匮要略·血痹虚劳病脉证并治第六》第2条。

桂枝加龙骨牡蛎汤条文详见：《金匮要略·血痹虚劳病脉证并治第六》第8条。

黄芪建中汤条文详见：《金匮要略·血痹虚劳病脉证并治第六》第14条。

薯蓣丸条文详见：《金匮要略·血痹虚劳病脉证并治第六》第16条。

小青龙加石膏汤条文详见：《金匮要略·肺痿肺痈咳嗽上气病脉证并治第七》第14条。

乌头桂枝汤条文详见：《金匮要略·腹满寒疝宿食病脉证治第十》第19条。

《外台》柴胡桂枝汤条文详见：《金匮要略·腹满寒疝宿食病脉证治第十》附方。

黄芪芍桂苦酒汤条文详见：《金匮要略·水气病脉证并治第十四》第28条。

桂枝加黄芪汤条文详见：《金匮要略·水气病脉证并治第十四》第29条，《金匮要略·黄疸病脉证并治第十五》第16条。

桂枝茯苓丸条文详见：《金匮要略·妇人妊娠病脉证并治第二十》第2条。

《千金》内补当归建中汤条文详见：《金匮要略·妇人产后病脉证治第二十一》附方。

温经汤条文详见：《金匮要略·妇人杂病脉证并治第二十二》第9条。

土瓜根散条文详见：《金匮要略·妇人杂病脉证并治第二十二》第10条。

11．桂枝配白术

配伍述要：本对药主治太阳太阴合病证。桂枝主解外，补中，降冲逆，通阳化气，祛风除湿，利水消肿；白术温中祛湿，健胃利尿。适应症见：心下痞硬，有振水音，渴欲饮水，饮水即吐，小便不利，头眩短气，体痛，浮肿等，尤以治里有水饮之眩晕为特长。胡希恕先生认为：白术偏于治胃有停水，所以可治“心下满，微痛”。两药相配，解表同时镇其气上冲，使气和水下行，两药共使中焦得运，水气得行，风湿得祛，脉络得通。

对药经方：本对药见于《伤寒论》《金匮要略》中12方：茯苓桂枝白术甘草汤、五苓散、桂枝人参汤、甘草附子汤、麻黄升麻汤、麻黄加术汤、侯氏黑散、桂枝芍药知母汤、天雄散方、薯蓣丸、茵陈五苓散、茯苓泽泻汤。

对药主治：①胡希恕先生认为小便不利常由于气上冲所致，白术、泽泻这两味药是利尿药，配伍桂枝，可以解表祛热，镇气冲，达到利小便的效果。此外，又可治里有停饮的头晕；②少阴太阴合病，饮停肌表经络，四肢关节沉重疼痛，屈伸不利；③太阳太阴合病之胃脘冷痛，纳呆，呕恶下利便溏。

对药药量

茯苓桂枝白术甘草汤：桂枝三两（去皮）、白术三两；

五苓散：桂枝半两（去皮）、白术十八铢；

桂枝人参汤：桂枝四两（去皮）、白术三两（炙）；

甘草附子汤：桂枝四两（去皮）、白术二两；

麻黄升麻汤：桂枝六铢（去皮）、白术六铢；

麻黄加术汤：桂枝二两（去皮）、白术四两；

侯氏黑散：桂枝三分、白术十分；

桂枝芍药知母汤：桂枝四两、白术五两；

天雄散：桂枝六两、白术八两；

薯蓣丸：桂枝十分、白术六分；

茵陈五苓散：桂枝半两（去皮）、白术十八铢；

茯苓泽泻汤：桂枝二两、白术三两。

相应条文

茯苓桂枝白术甘草汤条文详见：《伤寒论》第67条；《金匮要略·痰饮咳嗽病脉证并治第十二》第16、17条。

五苓散条文详见：《伤寒论》第71、72、73、74、141、156、244、386条；《金匮要略·痰饮咳嗽病脉证并治第十二》第31条，《金匮要略·消渴小便不利淋病脉证并治第十三》第4条、5条。

桂枝人参汤条文详见：《伤寒论》第163条。

甘草附子汤条文详见：《伤寒论》第175条；《金匮要略·痉湿暍病脉证治第二》第24条。

麻黄升麻汤条文详见：《伤寒论》第357条。

麻黄加术汤条文详见：《金匮要略·痉湿暍病脉证治第二》第20条。

侯氏黑散条文详见：《金匮要略·中风历节病脉证并治第五》第2条。

桂枝芍药知母汤条文详见：《金匮要略·中风历节病脉证并治第五》第8条。

天雄散条文详见：《金匮要略·血痹虚劳病脉证并治第六》第8条。

薯蓣丸条文详见：《金匮要略·血痹虚劳病脉证并治第六》第16条。

茵陈五苓散条文详见：《金匮要略·黄疸病脉证并治第十五》第18条。

茯苓泽泻汤条文详见：《金匮要略·呕吐哕下利病脉证治第十七》第20条。

12. 桂枝配当归

配伍述要：本对药主治太阳太阴合病证。桂枝补中，温通经脉，助阳化气；当归主温中活血，行血，补血，通调经脉，使身体内血液充盈。二药相配，可补血活血，通达经脉，使血畅脉通，故可治疗肢体寒厥之疾，脉为寒气阻滞不通之证。

对药经方：本对药见于《伤寒论》《金匮要略》中9方：乌梅丸、当归四逆汤、当归四逆加吴茱萸生姜汤、麻黄升麻汤、侯氏黑散、《古今录验》续命汤、薯蓣丸、《千金》内补当归建中汤、温经汤。

对药主治：①太阳太阴合病之血虚寒饮而致手足厥寒、脉细欲绝者；②妇人腹痛，其疼痛多为刺痛、绞痛、急痛，而且疼痛的程度较重。其腹痛可牵引到腰背，且多与妇人的月经、胎产有关。

对药药量

乌梅丸：桂枝六两（去皮）、当归四两；

当归四逆汤：桂枝三两（去皮）、当归三两；

当归四逆加吴茱萸生姜汤：桂枝三两（去皮）、当归三两；

麻黄升麻汤：桂枝六铢（去皮）、当归一两一分；

侯氏黑散：桂枝三分、当归三分；

《古今录验》续命汤：桂枝三两、当归三两；

薯蓣丸：当归十分、桂枝十分；

《千金》内补当归建中汤：桂枝三两、当归四两；

温经汤：桂枝二两、当归二两。

相应条文

乌梅丸条文详见：《伤寒论》第338条；《金匮要略·趺蹶手指臂肿转筋阴狐疝蛔虫病脉证治第十九》第8条。

当归四逆汤条文详见：《伤寒论》第351条。

当归四逆加吴茱萸生姜汤条文详见：《伤寒论》第352条。

麻黄升麻汤条文详见：《伤寒论》第357条。

侯氏黑散条文详见：《金匮要略·中风历节病脉证并治第五》第2条。

《古今录验》续命汤条文详见：《金匮要略·中风历节病脉证并治第五》附方。

薯蓣丸条文详见：《金匮要略·血痹虚劳病脉证并治第六》第16条。

《千金》内补当归建中汤条文详见：《金匮要略·妇人产后病脉证治第二十一》附方。

温经汤条文详见：《金匮要略·妇人杂病脉证并治第二十二》第9条。

13. 桂枝配枳实

配伍述要：本对药主治太阳阳明合病证。桂枝主解外，降冲逆，宣通闭阻，散寒止痛。枳实为苦寒理气散结药，主治病在阳明。两药相配，共奏行气通阳，除痹止痛，温中理气，和胃消痞之功。

对药经方：本对药见于《伤寒论》《金匮要略》中3方：枳实薤白桂枝汤、桂枝生姜枳实汤、厚朴七物汤。

对药主治：①气结较甚，胸腹痞满，胸痹心痛且大便不通或伴有气上冲。痞就是仲景所谓“心下坚”“心下硬”。其人多大便难解，数日一行，所谓“腹大满不通”“脾约”；②太阳阳明合病之桂枝生姜枳实汤证；③胸满胸痹证。

对药药量

枳实薤白桂枝汤：桂枝一两、枳实四枚；

桂枝生姜枳实汤：桂枝三两、枳实五枚；

厚朴七物汤：桂枝二两、枳实五枚。

相应条文

枳实薤白桂枝汤条文详见：《金匮要略·胸痹心痛短气病脉证治第九》第5条。

桂枝生姜枳实汤条文详见：《金匮要略·胸痹心痛短气病脉证治第九》第8条。

厚朴七物汤条文详见：《金匮要略·腹满寒疝宿食病脉证治第十》第9条。

14. 桂枝配甘草

配伍述要：本对药主治太阳或太阳太阴合病证。桂枝主解外，善于温通心阳，通血脉，止悸动；炙甘草温中益气，用于阴证。胡希恕先生认为：“甘草，是一种甘味的黏滑药，有护胃的作用，尚有补益作用，主中气虚，可缓和证和药的急迫”。二药相配，外调营卫，内调阴液，健其胃气，且辛甘化阳，能温通心阳，温补心脾，宁心定悸。二药在《伤寒论》中自成一方，即桂枝甘草汤，主治太阳病，发汗太过，心下悸而气上冲的病证。

对药经方：本对药见于《伤寒论》《金匮要略》中61方：桂枝汤、桂枝加葛根汤、麻黄汤、桂枝加附子汤、桂枝去芍药汤、桂枝去芍药加附子汤、桂枝麻黄各半汤、桂枝二麻黄一汤、桂枝二越婢一汤、葛根汤、葛根加半夏汤、大青龙汤、小青龙汤、桂枝加厚朴杏子汤、桂枝加芍药生姜各一两人参三两新加汤、桂枝甘草汤、茯苓桂枝甘草大枣汤、茯苓桂枝白术甘草汤、茯苓甘草汤、小建中汤、桃核承气汤、桂枝去芍药加蜀漆牡蛎龙骨救逆汤、桂枝加桂汤、桂枝甘草龙骨牡蛎汤、柴胡桂枝汤、柴胡桂枝干姜汤、桂枝人参汤、黄连汤、桂枝附子汤、甘草附子汤、炙甘草汤、桂枝加芍药汤、桂枝加大黄汤、半夏散及汤、当归四逆汤、当归四逆加吴茱萸生姜汤、麻黄升麻汤、栝楼桂枝汤、白虎加桂枝汤、《外台秘要》柴胡桂姜汤、风引汤、防己地黄汤、桂枝芍药知母汤、《古今录验》续命汤、桂枝加龙骨牡蛎汤、黄芪建中汤、薯蓣丸、泽漆汤、小青龙加石膏汤、《千金》桂枝去芍药加皂荚汤、厚朴七物汤、乌头桂枝汤、茯苓桂枝五味甘草汤、防己茯苓汤、桂枝加黄芪汤、桂枝去芍药加麻辛附子汤、茯苓泽泻汤、竹叶汤、竹皮大丸、《千金》内补当归建中汤、温经汤。

对药主治：①太阳太阴合病之病人叉手自冒心，心下悸，欲得按者；②太阳病伤寒证，见发热，恶寒，身痛，脉浮紧者；③太阳病中风证，见发热，汗出，恶风，脉浮缓者；④风湿关节痛。

对药药量

桂枝汤：桂枝三两（去皮）、甘草二两（炙）；

桂枝加葛根汤：桂枝二两（去皮）、甘草二两（炙）；

麻黄汤：桂枝二两（去皮）、甘草一两（炙）；

桂枝加附子汤：桂枝三两（去皮）、甘草三两（炙）；

桂枝加芍药汤：桂枝三两（去皮）、甘草二两（炙）；

桂枝去芍药加附子汤：桂枝三两（去皮）、甘草二两（炙）；

桂枝麻黄各半汤：桂枝一两十六铢（去皮）、甘草一两（炙）；

桂枝二麻黄一汤：桂枝一两十七铢（去皮）、甘草一两二铢（炙）；

桂枝二越婢一汤：桂枝十八铢（去皮）、甘草十八铢（炙）；

葛根汤：桂枝二两（去皮）、甘草二两（炙）；

葛根加半夏汤：桂枝二两（去皮）、甘草二两（炙）；

大青龙汤：桂枝二两（去皮）、甘草二两（炙）；

小青龙汤：桂枝三两（去皮）、甘草三两（炙）；

桂枝加厚朴杏子汤：桂枝三两（去皮）、甘草二两（炙）；

桂枝加芍药生姜各一两人参三两新加汤：桂枝三两（去皮）、甘草二两（炙）；

桂枝甘草汤：桂枝四两（去皮）、甘草二两（炙）；

茯苓桂枝甘草大枣汤：桂枝四两（去皮）、甘草二两（炙）；

茯苓桂枝白术甘草汤：桂枝三两（去皮）、甘草二两（炙）；

茯苓甘草汤：桂枝二两（去皮）、甘草一两（炙）；

小建中汤：桂枝三两（去皮）、甘草三两（炙）；

桃核承气汤：桂枝二两（去皮）、甘草二两（炙）；

桂枝去芍药加蜀漆牡蛎龙骨救逆汤：桂枝三两（去皮）、甘草二两（炙）；

桂枝加桂汤：桂枝五两（去皮）、甘草二两（炙）；

桂枝甘草龙骨牡蛎汤：桂枝一两（去皮）、甘草二两（炙）；

柴胡桂枝汤：桂枝一两半（去皮）、甘草一两（炙）；

柴胡桂枝干姜汤：桂枝三两（去皮）、甘草二两（炙）；

桂枝人参汤：桂枝四两（别切）、甘草四两（炙）；

黄连汤：桂枝三两（去皮）、甘草三两（炙）；

桂枝附子汤：桂枝四两（去皮）、甘草二两（炙）；

甘草附子汤：桂枝四两（去皮）、甘草二两（炙）；

炙甘草汤：桂枝三两（去皮）、甘草四两（炙）；

桂枝加芍药汤：桂枝三两（去皮）、甘草二两（炙）；

桂枝加大黄汤：桂枝三两（去皮）、甘草二两（炙）；

半夏散及汤：桂枝（去皮）、甘草（炙）等分；

当归四逆汤：桂枝三两（去皮）、甘草二两（炙）；

当归四逆加吴茱萸生姜汤：桂枝三两（去皮）、甘草二两（炙）；

麻黄升麻汤：桂枝六铢（去皮）、甘草六铢（炙）；

栝楼桂枝汤：桂枝三两、甘草二两；

白虎加桂枝汤：桂枝三两（去皮）、甘草二两（炙）；

《外台秘要》柴胡桂姜汤：桂枝三两（去皮）、甘草二两（炙）；

风引汤：桂枝三两、甘草二两；

防己地黄汤：桂枝三分、甘草二分；

桂枝芍药知母汤：桂枝四两、甘草二两；

《古今录验》续命汤：桂枝三两、甘草三两；

桂枝加龙骨牡蛎汤：桂枝三两、甘草二两；

黄芪建中汤：桂枝三两（去皮）、甘草三两（炙）；

薯蓣丸：桂枝十分、甘草二十八分；

泽漆汤：桂枝三两、甘草三两；

小青龙加石膏汤：桂枝三两、甘草三两；

《千金》桂枝去芍药加皂荚汤：桂枝三两、甘草二两；

厚朴七物汤：桂枝二两、甘草三两；

乌头桂枝汤：桂枝三两（去皮）、甘草二两（炙）；

茯苓桂枝五味甘草汤：桂枝四两（去皮）、甘草三两（炙）；

防己茯苓汤：桂枝三两、甘草二两；

桂枝加黄芪汤：桂枝三两、甘草二两；

桂枝去芍药加麻辛附子汤：桂枝三两、甘草二两；

茯苓泽泻汤：桂枝二两、甘草二两；

竹叶汤：桂枝一两、甘草一两；

竹皮大丸：桂枝一分、甘草七分；

《千金》内补当归建中汤：桂枝三两、甘草二两；

温经汤：桂枝二两、甘草二两。

相应条文

桂枝汤条文详见：《伤寒论》第12、13、15、16、17、18、19、24、25、42、44、45、53、54、56、57、91、95、164、234、240、276、372、387条；《金匮要略》呕吐哕下利病脉证治第十七》第36条，《金匮要略·妇人妊娠病脉证并治第二十》第1条，《金匮要略·妇人产后病脉证治第二十一》第8条。

桂枝加葛根汤条文详见：《伤寒论》第14条。

麻黄汤条文详见：《伤寒论》第35、36、37、46、51、52、55、232、235条。

桂枝加附子汤条文详见：《伤寒论》第20条。

桂枝去芍药汤条文详见：《伤寒论》第21条。

桂枝去芍药加附子汤条文详见：《伤寒论》第22条。

桂枝麻黄各半汤条文详见：《伤寒论》第23条。

桂枝二麻黄一汤条文详见：《伤寒论》第25条。

桂枝二越婢一汤条文详见：《伤寒论》第27条。

葛根汤条文详见：《伤寒论》第31、32条；《金匮要略·痉湿暍病脉证治第二》第12条。

葛根加半夏汤条文详见：《伤寒论》第33条。

大青龙汤条文详见：《伤寒论》第38、39条；《金匮要略·痰饮咳嗽病脉证并治第十二》第23条。

小青龙汤条文详见：《伤寒论》第40、41条；《金匮要略·痰饮咳嗽病脉证并治第十二》第23、35条，《金匮要略·妇人杂病脉证并治第二十二》第7条。

桂枝加厚朴杏子汤条文详见：《伤寒论》第18、43条。

桂枝加芍药生姜各一两人参三两新加汤条文详见：《伤寒论》第62条。

桂枝甘草汤条文详见：《伤寒论》第64条。

茯苓桂枝甘草大枣汤条文详见：《伤寒论》第65条；《金匮要略·奔豚气病脉证治第八》第4条。

茯苓桂枝白术甘草汤条文详见：《伤寒论》第67条；《金匮要略·痰饮咳嗽病脉证并治第十二》第16、17条。

茯苓甘草汤条文详见：《伤寒论》第73、356条。

小建中汤条文详见：《伤寒论》第100、102条；《金匮要略·血痹虚劳病脉证并治第六》第13条，《金匮要略·黄疸病脉证并治第十五》条文详见：第22条，《金匮要略·妇人杂病脉证并治第二十二》第18条。

桃核承气汤条文详见：《伤寒论》第106条。

桂枝去芍药加蜀漆牡蛎龙骨救逆汤条文详见：《伤寒论》第112条；《金匮要略·惊悸吐衄下血胸满瘀血病脉证治第十六》第12条。

桂枝加桂汤条文详见：《伤寒论》第117条；《金匮要略·肺痿肺痈咳嗽上气病脉证并治第七》第3条。

桂枝甘草龙骨牡蛎汤条文详见：《伤寒论》第118条。

柴胡桂枝汤条文详见：《伤寒论》第146条。

柴胡桂枝干姜汤条文详见：《伤寒论》第147条。

桂枝人参汤条文详见：《伤寒论》第163条。

黄连汤条文详见：《伤寒论》第173条。

桂枝附子汤条文详见：《伤寒论》第174条；《金匮要略·痉湿暍病脉证治第二》第23条。

甘草附子汤条文详见：《伤寒论》第175条；《金匮要略·痉湿暍病脉证治第二》第24条。

炙甘草汤主条文详见：《伤寒论》第177条；《金匮要略·血痹虚劳病脉证并治第六》：《千金翼》炙甘草汤。

桂枝加芍药汤条文详见：《伤寒论》第279条。

桂枝加大黄汤条文详见：《伤寒论》第279条。

半夏散及汤条文详见：《伤寒论》第313条。

当归四逆汤条文详见：《伤寒论》第351条。

当归四逆加吴茱萸生姜汤条文详见：《伤寒论》第352条。

麻黄升麻汤条文详见：《伤寒论》第357条。

栝楼桂枝汤条文详见：《金匮要略·痉湿暍病脉证治第二》第11条。

白虎加桂枝汤条文详见：《金匮要略·疟病脉证并治第四》第4条。

《外台》柴胡桂姜汤条文详见：《金匮要略·疟病脉证并治第四》附方。

风引汤条文详见：《金匮要略·中风历节病脉证并治第五》第3条。

防己地黄汤条文详见：《金匮要略·中风历节病脉证并治第五》第3条。

桂枝芍药知母汤条文详见：《金匮要略·中风历节病脉证并治第五》第8条。

《古今录验》续命汤条文详见：《金匮要略·中风历节病脉证并治第五》附方。

桂枝加龙骨牡蛎汤条文详见：《金匮要略·血痹虚劳病脉证并治第六》第8条。

黄芪建中汤条文详见：《金匮要略·血痹虚劳病脉证并治第六》第14条。

薯蓣丸条文详见：《金匮要略·血痹虚劳病脉证并治第六》第16条。

泽漆汤条文详见：《金匮要略·肺痿肺痈咳嗽上气病脉证并治第七》第9条。

小青龙加石膏汤条文详见：《金匮要略·肺痿肺痈咳嗽上气病脉证并治第七》第14条。

《千金》桂枝去芍药加皂荚汤条文详见：《金匮要略·肺痿肺痈咳嗽上气病脉证并治第七》附方。

厚朴七物汤条文详见：《金匮要略·腹满寒疝宿食病脉证治第十》第9条。

乌头桂枝汤条文详见：《金匮要略·腹满寒疝宿食病脉证治第十》第19条。

茯苓桂枝五味甘草汤条文详见：《金匮要略·痰饮咳嗽病脉证并治第十二》第36条。

防己茯苓汤条文详见：《金匮要略·水气病脉证并治第十四》第24条。

桂枝加黄芪汤条文详见：《金匮要略·水气病脉证并治第十四》第29条，《金匮要略·黄疸病脉证并治第十五》第16条。

桂枝去芍药加麻辛附子汤条文详见：《金匮要略·水气病脉证并治第十四》第31条。

茯苓泽泻汤条文详见：《金匮要略·呕吐哕下利病脉证治第十七》第20条。

竹叶汤条文详见：《金匮要略·妇人产后病脉证治第二十一》第9条。

竹皮大丸条文详见：《金匮要略·妇人产后病脉证治第二十一》第10条。

《千金》内补当归建中汤条文详见：《金匮要略·妇人产后病脉证治第二十一》附方。

温经汤条文详见：《金匮要略·妇人杂病脉证并治第二十二》第9条。

15．桂枝配葛根

配伍述要：本对药主治太阳或太阳阳明合病证。桂枝主解外，补中，发表解肌，通太阳经之郁滞而透达营卫，和畅筋脉；葛根有解热而又治项背强几几，痉急，下利的作用。胡希恕先生认为葛根是一味清凉性的解肌药。二药相配，透表以解外，养阴以柔筋，升清以止泻。

对药经方：本对药见于《伤寒论》《金匮要略》中4方：桂枝加葛根汤、葛根汤、葛根加半夏汤、竹叶汤。

对药主治：①太阳病之“项背强几几”，即项背拘急强痛；②太阳与阳明合病的“自下利”；③口渴。不是因高热出汗而渴，不是便秘肠燥而渴，也没有目凹皮枯脱水而渴。这种渴感，多为口干而不能多饮。

对药药量

桂枝加葛根汤：桂枝二两（去皮）、葛根四两；

葛根汤：桂枝二两（去皮）、葛根四两；

葛根加半夏汤：桂枝二两（去皮）、葛根三两；

竹叶汤：桂枝一两、葛根三两。

相应条文

桂枝加葛根汤条文详见：《伤寒论》第14条。

葛根汤条文详见：《伤寒论》第31、32条；《金匮要略·痉湿暍病脉证治第二》第12条。

葛根加半夏汤条文详见：《伤寒论》第33条。

竹叶汤条文详见：《金匮要略·妇人产后病脉证治第二十一》第9条。

16. 桂枝配防己

配伍述要：本对药主治太阳太阴合病证。桂枝主解外，利水，降冲逆；防己主治入里以降泄水气，又能走表以发汗行水，并能清热、通窍，以使水饮之邪既能从汗而外泄，又能从小便而去。二药相配，相使相助，可增强祛风除湿、除痹止痛的作用，又使温阳化气、利水除湿之功倍增。

对药经方：本对药见于《伤寒论》《金匮要略》中4方：防己地黄汤、木防己汤、木防己去石膏加茯苓芒硝汤、防己茯苓汤。

对药主治：①表虚之外邪内饮见四肢浮肿、聂聂动者。桂枝解太阳之表邪，防己治太阴之里邪，故此对药可治太阳太阴合病证；②血虚里热重而表热轻之癫痫、惊狂之疾；③水饮证，其人喘满，心下痞硬而烦渴欲饮。

对药药量

防己地黄汤：桂枝三分、防己一分；

木防己汤：桂枝二两、木防己三两；

木防己去石膏加茯苓芒硝汤：桂枝二两、木防己二两；

防己茯苓汤：桂枝三两、防己三两。

相应条文

防己地黄汤条文详见：《金匮要略·中风历节病脉证并治第五》附方。

木防己汤条文详见：《金匮要略·痰饮咳嗽病脉证并治第十二》第24条。

木防己汤去石膏加茯苓芒硝汤条文详见：《金匮要略·痰饮咳嗽病脉证并治第十二》第24条。

防己茯苓汤条文详见：《金匮要略·水气病脉证并治第十四》第22条。

17．桂枝配半夏

配伍述要：本对药主治太阳太阴合病证。桂枝主解外，补中，利水，降冲逆，利关节，温经通脉；半夏温中化饮，降逆止呕，并疗寒热，咽痛等。二药相配，既能解太阳表邪，又能利咽、开结，用于治疗咽痛寒证。同时，桂枝助阳通经气，散寒止痛；半夏降逆燥湿，桂枝与半夏为对药，则走下焦以温暖胞宫，散寒消积。

对药经方：本对药见于《伤寒论》《金匮要略》中12方：葛根加半夏汤、小青龙汤、柴胡加龙骨牡蛎汤、柴胡桂枝汤、黄连汤、半夏散及汤、鳖甲煎丸、泽漆汤、小青龙加石膏汤、《外台》柴胡桂枝汤、《外台》黄芩汤、温经汤。

对药主治：①太阳太阴合病之伤寒表不解，心下有水气，干呕、发热而咳，水停不化而渴，水谷不别而利，水气冲逆而噎；②少阴太阴合病之呕而不渴者，兼治咽痛、失音、咽喉异物感、心下悸。

对药药量

葛根加半夏汤：桂枝二两（去皮）、半夏半升（洗）；

小青龙汤：桂枝三两（去皮）、半夏半升（洗）；

柴胡加龙骨牡蛎汤：桂枝一两半（去皮）、半夏二合半（洗）；

柴胡桂枝汤：桂枝一两半（去皮）、半夏二合半（洗）；

黄连汤：桂枝三两（去皮）、半夏半升（洗）；

半夏散及汤：桂枝（去皮）、半夏（洗）等分；

鳖甲煎丸：桂枝三分、半夏一分；

泽漆汤：桂枝三两、半夏半升；

小青龙加石膏汤：桂枝三两、半夏半升；

《外台》柴胡桂枝汤：桂枝一两半、半夏二合半；

《外台》黄芩汤：桂枝一两、半夏半升；

温经汤：桂枝二两、半夏半升。

相应条文

葛根加半夏汤条文详见：《伤寒论》第33条。

小青龙汤条文详见：《伤寒论》第40、41条；《金匮要略·痰饮咳嗽病脉证并治第十二》第23、35条，《金匮要略·妇人杂病脉证并治第二十二》第7条。

柴胡加龙骨牡蛎汤条文详见：《伤寒论》第107条。

柴胡桂枝汤条文详见：《伤寒论》第146条。

黄连汤条文详见：《伤寒论》第173条。

半夏散及汤条文详见：《伤寒论》第313条。

鳖甲煎丸条文详见：《金匮要略·疟病脉证并治第四》第2条。

泽漆汤条文详见：《金匮要略·肺痿肺痈咳嗽上气病脉证并治第七》第9条。

小青龙加石膏汤条文详见：《金匮要略·肺痿肺痈咳嗽上气病脉证并治第七》第14条。

《外台》柴胡桂枝汤条文详见：《金匮要略·腹满寒疝宿食病脉证治第十》附方。

《外台》黄芩汤条文详见：《金匮要略·呕吐哕下利病脉证治第十七》附方。

温经汤条文详见：《金匮要略·妇人杂病脉证并治第二十二》第9条。

18．桂枝配薤白

配伍述要：本对药主治太阳太阴合病证。桂枝主解外，补中，温通经脉，助阳化气，可温心阳，散瘀滞；薤白主里虚寒之太阴证，温中散结，治胸痹痛。桂枝与薤白配伍，治太阳太阴合病之胸痹。

对药经方：本对药见于《金匮要略》中1方：枳实薤白桂枝汤。

对药主治：治疗太阳太阴合病之胸痹证。

对药药量

枳实薤白桂枝汤：桂枝一两、薤白半斤。

相应条文

枳实薤白桂枝汤条文详见：《金匮要略·胸痹心痛短气病脉证治第九》第5条。

第三节　其他类对药

19. 葛根配芍药

配伍述要： 本对药主治太阳阳明合病证。葛根治疗的病位在太阳表，发表解肌，舒畅筋脉；芍药清热，凉血，生津，缓急止痛。二药相配，既能生津，又能益阴，使津液得充以滋养筋脉，二者相互为用，可以解肌散邪止痛，治疗筋脉拘急疼痛。

对药经方： 本对药见于《伤寒论》《金匮要略》中4方：桂枝加葛根汤、葛根汤、葛根加半夏汤、奔豚汤。

对药主治： ①外感风寒，发热，有汗或无汗，项背强几几；②麻疹初起未发，或发而未透，发热恶风，头痛，肢体痛，喷嚏，咳嗽，目赤流泪，口渴舌干。

对药药量

桂枝加葛根汤：葛根四两、芍药二两；

葛根汤：葛根四两、芍药二两；

葛根加半夏汤：葛根四两、芍药二两；

奔豚汤：生葛五两、芍药二两。

相应条文

桂枝加葛根汤条文详见：《伤寒论》第14条。

葛根汤条文详见：《伤寒论》第31、32条；《金匮要略·痉湿暍病脉证治第二》第12条。

葛根加半夏汤条文详见：《伤寒论》第33条。

奔豚汤条文详见：《金匮要略·奔豚气病脉证治第八》第2条。

20. 葛根配生姜

配伍述要： 本对药主治太阳病证。葛根解肌清热，柔筋止痉；生姜发汗解表，温中化饮，降逆止呕。两药相配，葛根解项背部肌肉的拘急，生姜可助葛根发汗解表，从而表邪祛而筋脉柔顺。

对药经方： 本对药见于《伤寒论》《金匮要略》中4方：桂枝加葛根汤、葛根汤、葛根加半夏汤、竹叶汤。

对药主治： 外感风寒出现的项背拘急以及恶心呕吐等不适症状。

对药药量

桂枝加葛根汤：葛根四两、生姜三两（切）；

葛根汤：葛根四两、生姜三两（切）；

葛根加半夏汤：葛根四两、生姜二两（切）；

竹叶汤：葛根三两、生姜五两。

相应条文

桂枝加葛根汤条文详见：《伤寒论》第14条。

葛根汤条文详见：《伤寒论》第31、32条；《金匮要略·痉湿暍病脉证治第二》第12条。

葛根加半夏汤条文详见：《伤寒论》第33条。

竹叶汤条文详见：《金匮要略·妇人产后病脉证治第二十一》第9条。

21．芍药配生姜

配伍述要：本对药主治太阳或太阳阳明合病证。芍药性柔味酸，善敛阴而养血柔肝，缓急止痛；生姜发散风寒，调和营卫，调胃和中，降逆化饮止呕，温阳散寒，祛湿利水，温通血脉，解毒和药。二药相配，于解表类方中，一散一收，既可使散而不过，又可滋汗之源；于清里类方中，主治阳明里热而见便秘或热泻兼呕逆，二药一寒一温，一缓泻一止呕；于止痛类方中，二药一缓急止痛，一温通止痛，均能起协同作用。

对药经方：本对药见于《伤寒论》《金匮要略》中31方：桂枝汤、桂枝加葛根汤、桂枝加附子汤、桂枝麻黄各半汤、桂枝二麻黄一汤、桂枝二越婢一汤、桂枝去桂加茯苓白术汤、葛根汤、葛根加半夏汤、桂枝加厚朴杏子汤、桂枝加芍药生姜各一两人参三两新加汤、真武汤、小建中汤、大柴胡汤、桂枝加桂汤、柴胡桂枝汤、黄芩加半夏生姜汤、桂枝加芍药汤、桂枝加大黄汤、当归四逆加吴茱萸生姜汤、栝楼桂枝汤、桂枝芍药知母汤、黄芪桂枝五物汤、桂枝加龙骨牡蛎汤、黄芪建中汤、奔豚汤、乌头桂枝汤、《外台》柴胡桂枝汤、桂枝加黄芪汤、《千金》内补当归建中汤、温经汤。

对药主治：①汗出之表证，或表不解，里有寒；②腹痛，下利，脚挛急证；③呕吐，手足寒，骨节痛证等；④津液伤甚，不可发汗解表等证。

对药药量

桂枝汤：芍药三两、生姜三两（切）；

桂枝加葛根汤：芍药二两、生姜三两（切）；

桂枝加附子汤：芍药三两、生姜三两（切）；

桂枝麻黄各半汤：芍药一两、生姜一两（切）；

桂枝二麻黄一汤：芍药一两六铢、生姜一两六铢（切）；

桂枝二越婢一汤：芍药十八铢、生姜一两二铢（切）；

桂枝去桂加茯苓白术汤：芍药三两、生姜三两（切）；

葛根汤：芍药二两、生姜三两（切）；

葛根加半夏汤：芍药二两、生姜二两（切）；

桂枝加厚朴杏子汤：芍药三两、生姜三两（切）；

桂枝加芍药生姜各一两人参三两新加汤：芍药四两、生姜四两；

真武汤：芍药三两、生姜三两（切）；

小建中汤：芍药六两、生姜三两（切）；

大柴胡汤：芍药三两、生姜五两（切）；

桂枝加桂汤：芍药三两、生姜三两（切）；

柴胡桂枝汤：芍药一两半、生姜一两半（切）；

黄芩加半夏生姜汤：芍药二两、生姜一两半（切）；

桂枝加芍药汤：芍药六两、生姜三两（切）；

桂枝加大黄汤：芍药六两、生姜三两（切）；

当归四逆加吴茱萸生姜汤：芍药三两、生姜半斤（切）；

栝楼桂枝汤:芍药三两、生姜三两；

桂枝芍药知母汤：芍药三两、生姜五两；

黄芪桂枝五物汤：芍药三两、生姜六两；

桂枝加龙骨牡蛎汤：芍药三两、生姜三两；

黄芪建中汤：芍药六两、生姜二两；

奔豚汤：芍药二两、生姜四两；

乌头桂枝汤：芍药三两、生姜三两（切）；

《外台》柴胡桂枝汤：芍药一两半、生姜一两半；

桂枝加黄芪汤：芍药三两、生姜三两；

《千金》内补当归建中汤：芍药六两、生姜三两；

温经汤：芍药二两、生姜二两。

相应条文

桂枝汤条文详见：《伤寒论》第12、13、15、16、17、18、19、24、25、42、44、45、53、54、56、57、91、95、164、234、240、276、372、387条；《金匮要略·呕吐哕下利病脉证治第十七》第36条，《金匮要略·妇人妊娠病脉证并治第二十》第1条，《金匮要略·妇人产后病脉证治第二十一》第8条。

桂枝加葛根汤条文详见：《伤寒论》第14条。

桂枝加附子汤条文详见：《伤寒论》第20条。

桂枝麻黄各半汤条文详见：《伤寒论》第23条。

桂枝二麻黄一汤条文详见：《伤寒论》第25条。

桂枝二越婢一汤条文详见：《伤寒论》第27条。

桂枝去桂加茯苓白术汤条文详见：《伤寒论》第28条。

葛根汤条文详见：《伤寒论》第31、32条；《金匮要略·痉湿暍病脉证治第二》第12条。

葛根加半夏汤条文详见：《伤寒论》第33条。

桂枝加厚朴杏子汤条文详见：《伤寒论》第18、43条。

桂枝加芍药生姜各一两人参三两新加汤条文详见：《伤寒论》第62条。

真武汤条文详见：《伤寒论》第82、316条。

小建中汤条文详见：《伤寒论》第100、102条；《金匮要略·血痹虚劳病脉证并治第六》第13条，《金匮要略·黄疸病脉证并治第十五》第22条，《金匮要略·妇人杂病脉证并治第二十二》第18条。

大柴胡汤条文详见：《伤寒论》第103、136、165条；《金匮要略·腹满寒疝宿食病脉证治第十》第12条。

桂枝加桂汤条文详见：《伤寒论》第117条；《金匮要略·肺痿肺痈咳嗽上气病脉证并治第七》第3条。

柴胡桂枝汤条文详见：《伤寒论》第146条。

黄芩加半夏生姜汤条文详见：《伤寒论》第172条；《金匮要略·呕吐哕下利病脉证治第十七》第11条。

桂枝加芍药汤条文详见：《伤寒论》第279条。

桂枝加大黄汤条文详见：《伤寒论》第279条。

当归四逆汤条文详见：《伤寒论》第351条。

当归四逆加吴茱萸生姜汤条文详见：《伤寒论》第352条。

栝楼桂枝汤条文详见：《金匮要略·痉湿暍病脉证治第二》第11条。

桂枝芍药知母汤条文详见：《金匮要略·中风历节病脉证并治第五》第8条。

黄芪桂枝五物汤条文详见：《金匮要略·血痹虚劳病脉证并治第六》第2条。

桂枝加龙骨牡蛎汤条文详见：《金匮要略·血痹虚劳病脉证并治第六》第8条。

黄芪建中汤条文详见：《金匮要略·血痹虚劳病脉证并治第六》第14条。

奔豚汤条文详见：《金匮要略·奔豚气病脉证治第八》第2条。

乌头桂枝汤条文详见：《金匮要略·腹满寒疝宿食病脉证治第十》第19条。

《外台》柴胡桂枝汤条文详见：《金匮要略·腹满寒疝宿食病脉证治第十》附方。

桂枝加黄芪汤条文详见：《金匮要略·水气病脉证并治第十四》第29条，《金匮要略·黄疸病脉证并治第十五》第16条。

《千金》内补当归建中汤条文详见：《金匮要略·妇人产后病脉证治第二十一》附方。

温经汤条文详见：《金匮要略·妇人杂病脉证并治第二十二》第9条。

22. 半夏配生姜

配伍述要：本对药主治太阴或太阳太阴合病证。半夏味苦主降主泄，生姜味辛主升主散。半夏温胃，化痰，降逆止呕；生姜温胃，温肺，散寒，止呕，止咳。二药在《金匮要略》中单成一方，即小半夏汤，主治胃气上逆所致的呕吐。二药相配，一降一升，善于调理上焦心肺，中焦脾胃，以及气机之升降，从而使清者升，浊者降，气机畅，病证愈。二药相配，生姜既能增强半夏温胃、降逆、止呕、止咳、调理气机作用，又能制约半夏之毒性，药性相互为用，减毒增效，而为常用配伍组合。

对药经方：本对药见于《伤寒论》《金匮要略》中14方：葛根加半夏汤、厚朴生姜半夏甘草人参汤、小柴胡汤、大柴胡汤、柴胡加芒硝汤、柴胡加龙骨牡蛎汤、柴胡桂枝汤、生姜泻心汤、旋覆代赭汤、黄芩加半夏生姜汤、射干麻黄汤、泽漆汤、小半夏汤、温经汤。

对药主治：①中焦停饮之呕吐；②寒饮伏肺之喘咳。

对药药量

葛根加半夏汤：半夏半升（洗）、生姜二两（切）；

厚朴生姜半夏甘草人参汤：半夏半升（洗）、生姜半斤（切）；

小柴胡汤：半夏半升（洗）、生姜三两（切）；

大柴胡汤：半夏半升（洗）、生姜五两（切）；

柴胡加芒硝汤：半夏二十铢（洗）、生姜一两（切）；

柴胡加龙骨牡蛎汤：半夏二合半（洗）、生姜一两半（切）；

柴胡桂枝汤：半夏二合半（洗）、生姜一两半（切）；

生姜泻心汤：半夏半升（洗）、生姜四两（切）；

旋覆代赭汤：半夏半升（洗）、生姜五两；

黄芩加半夏生姜汤：半夏半升（洗）、生姜一两半（切）；

射干麻黄汤：半夏八枚（洗）、生姜四两；

泽漆汤：半夏半升、生姜五两；

小半夏汤：半夏一升、生姜半斤；

温经汤：半夏半升、生姜二两。

相应条文

葛根加半夏汤条文详见：《伤寒论》第33条。

厚朴生姜半夏甘草人参汤条文详见：《伤寒论》第66条。

小柴胡汤条文详见：《伤寒论》第37、96、97、99、100、104、144、148、229、230、231、266、279、394条；《金匮要略·呕吐哕下利病脉证治第十七》第15条，《金匮要略·妇人产后病脉证治第二十一》第2条、《千金》附方三物黄芩汤条文，《金匮要略·妇人杂病脉证并治第二十二》第1条。

大柴胡汤条文详见：《伤寒论》第103、136、165条；《金匮要略·腹满寒疝宿食病脉证治第十》第12条。

柴胡加芒硝汤条文详见：《伤寒论》第104条。

柴胡加龙骨牡蛎汤条文详见：《伤寒论》第107条。

柴胡桂枝汤条文详见：《伤寒论》第146条。

生姜泻心汤条文详见：《伤寒论》第157条。

旋覆代赭汤条文详见：《伤寒论》第161条。

黄芩加半夏生姜汤条文详见：《伤寒论》第172条；《金匮要略·呕吐哕下利病脉证治第十七》第11条。

射干麻黄汤条文详见：《金匮要略·肺痿肺痈咳嗽上气病脉证并治第七》第6条。

泽漆汤条文详见：《金匮要略·肺痿肺痈咳嗽上气病脉证并治第七》第9条。

小半夏汤条文详见：《金匮要略·痰饮咳嗽病脉证并治第十二》第28条。

温经汤条文详见：《金匮要略·妇人杂病脉证并治第二十二》第9条。

23. 杏仁配甘草

配伍述要：本对药主治太阳或阳明病证。杏仁主解表，温中化饮，下气定喘，为治咳喘之要药；甘草缓急止痛，顾护胃气。甘草配伍杏仁，以散风寒而达到止咳平喘之功效；于泻下剂中，起到协同缓泻的作用。

对药经方：本对药见于《伤寒论》《金匮要略》中15方：桂枝麻黄各半汤、桂枝二麻黄一汤、麻黄汤、大青龙汤、桂枝加厚朴杏子汤、麻黄杏仁甘草石膏汤、麻黄连轺赤小豆汤、麻黄加术汤、《古今录验》续命汤、薯蓣丸、大黄䗪虫丸、茯苓杏仁甘草汤、苓甘五味加姜辛半夏杏仁汤、苓甘五味加姜辛半杏大黄汤、文蛤汤。

对药主治：①水湿内停，膀胱气化不利所致的小便不利、水肿；②饮停胸胁而致的胸胁胀满，目眩心悸，短气而咳；③外有表证，内停水湿而致的头痛，发热，烦渴饮水，小便不利，气从小腹上冲胸，气冲。

对药药量

桂枝麻黄各半汤：杏仁二十四枚（汤浸，去皮尖及两仁者）、甘草一两（炙）；

桂枝二麻黄一汤：杏仁十六枚（去皮尖）、甘草一两二铢（炙）；

麻黄汤：杏仁七十个（去皮尖）、甘草一两（炙）；

大青龙汤：杏仁四十枚（去皮尖）、甘草二两（炙）；

桂枝加厚朴杏子汤：杏仁五十枚（去皮尖）、甘草二两（炙）；

麻黄杏仁甘草石膏汤：杏仁五十个（去皮尖）、甘草二两（炙）；

麻黄连轺赤小豆汤：杏仁四十个（去皮尖）、甘草二两（炙）；

麻黄加术汤：杏仁七十个（去皮尖）、甘草一两（炙）；

《古今录验》续命汤：杏仁四十枚、甘草三两；

薯蓣丸：杏仁六分、甘草二十八分；

大黄䗪虫丸：杏仁一升、甘草三两；

茯苓杏仁甘草汤：杏仁五十个、甘草一两；

苓甘五味加姜辛半夏杏仁汤：杏仁半升（去皮尖）；

苓甘五味加姜辛半杏大黄汤：杏仁半升、甘草三两；

文蛤汤：杏仁五十枚、生姜三两。

相应条文

桂枝麻黄各半汤条文详见：《伤寒论》第23条。

桂枝二麻黄一汤条文详见：《伤寒论》第25条。

麻黄汤条文详见：《伤寒论》第35、36、37、46、51、52、55、232、235条。

大青龙汤条文详见：《伤寒论》第38、39条；《金匮要略·痰饮咳嗽病脉证并治第十二》第23条。

桂枝加厚朴杏子汤条文详见：《伤寒论》第18、43条。

麻黄杏仁甘草石膏汤条文详见：《伤寒论》第63、162条。

麻黄连轺赤小豆汤条文详见：《伤寒论》第62条。

麻黄加术汤条文详见：《金匮要略·痉湿暍病脉证治第二》第20条。

《古今录验》续命汤条文详见：《金匮要略·中风历节病脉证并治第五》附方。

薯蓣丸条文详见：《金匮要略·血痹虚劳病脉证并治第六》第16条。

大黄䗪虫丸条文详见：《金匮要略·血痹虚劳病脉证并治第六》第18条。

茯苓杏仁甘草汤条文详见：《金匮要略·胸痹心痛短气病脉证并治第九》第6条。

苓甘五味加姜辛半夏杏仁汤条文详见：《金匮要略·痰饮咳嗽病脉证并治第十二》第39条。

苓甘五味加姜辛半杏大黄汤条文详见：《金匮要略·痰饮咳嗽病脉证并治第十二》第40条。

文蛤汤条文详见：《金匮要略·呕吐哕下利病脉证治第十七》第19条。

第二章 阳明病对药

第一节 大黄类对药

24. 大黄配桂枝

配伍述要：本对药主治太阳阳明合病证。桂枝发汗解表，平冲降逆，温通血脉；大黄清泻里热，下瘀血，攻积聚。二药相配，桂枝之辛温可制大黄之寒，又可助大黄泻热祛瘀。两药合用，共奏解肌祛风、泻实通腑之功。

对药经方：本对药见于《伤寒论》《金匮要略》中6方：桃核承气汤、柴胡加龙骨牡蛎汤、桂枝加大黄汤、鳖甲煎丸、风引汤、厚朴七物汤。

对药主治：①腹满大实痛兼见表邪不解。发热恶风，汗出，腹满大实痛，拒按，大便秘结，脉浮大而弦数。胡希恕先生认为大实痛是承腹满时痛而言，腹满时痛，只是由于血虚腹肌拘急所致，太阳太阴合病时病主在表，故治疗用桂枝汤增加芍药量即可。若病已陷于里，里实、腹满痛甚，仲景则以大实痛称之，即呈太阳阳明并病的里证，故治疗须加大黄攻下里实；②习惯性便秘、感冒等；③太阳阳明太阴合病之惊痫、瘛疭证。

对药药量

桃核承气汤：大黄四两、桂枝二两（去皮）；

柴胡加龙骨牡蛎汤：大黄二两、桂枝一两半（去皮）；

桂枝加大黄汤：大黄二两、桂枝三两（去皮）；

鳖甲煎丸：大黄三分、桂枝三分；

风引汤：大黄四两、桂枝三两；

厚朴七物汤：大黄三两、桂枝二两。

相应条文

桃核承气汤条文详见：《伤寒论》第106条。

柴胡加龙骨牡蛎汤条文详见：《伤寒论》107条。

桂枝加大黄汤条文详见：《伤寒论》第279条。

鳖甲煎丸条文详见：《金匮要略·疟病脉证并治第四》第2条。

风引汤条文详见：《金匮要略·中风历节病脉证并治第五》第3条。

厚朴七物汤条文详见：《金匮要略·腹满寒疝宿食病脉证治第十》第9条。

25．大黄配水蛭

配伍述要：本对药主治阳明病证。大黄泻下攻积，清热泻火，凉血解毒，活血祛瘀；水蛭为活血药，主破血逐瘀，其力较猛，既能去瘀血，又不伤精血。胡希恕先生认为：水蛭有解凝的作用，能解瘀血结实。二药相配，可解凝化瘀，并具推荡之力，荡涤血液积滞。

对药经方：本对药见于《伤寒论》《金匮要略》中3方：抵当汤、抵挡丸、大黄䗪虫丸。

对药主治：①阳明瘀血内结所导致的虚劳；②阳明蓄血所致谵语、发狂；③瘀血内结，经水不利、妇人腹痛。

对药药量

抵当汤：大黄三两（酒洗）、水蛭三十个（熬）；

抵当丸：大黄三两、水蛭二十个（熬）；

大黄䗪虫丸：大黄十分（蒸）、水蛭百枚。

相应条文

抵当汤条文详见：《伤寒论》第124、125、237条；《金匮要略·妇人杂病脉证并治第二十二》第14条。

抵当丸条文详见：《伤寒论》第126条。

大黄䗪虫丸条文详见：《金匮要略·血痹虚劳病脉证并治第六》第18条。

26．大黄配芒硝

配伍述要：本对药主治阳明病证。大黄泻下攻积，清热泻火，凉血解毒，活血祛瘀；芒硝咸寒软坚，润肠通便，清热泻火。二药相配，芒硝软化久结之干便，大黄清泻下行，共同荡涤腑实积滞。

对药经方：本对药见于《伤寒论》《金匮要略》中7方：调胃承气汤、桃核承气汤、大陷胸丸、大陷胸汤、大承气汤、大黄牡丹汤、（鲙食之，在心胸间不化，吐复不出，速下除之，久成癥病，治之方）。

对药主治：①阳明腑实证所见发热、谵语、便秘、潮热等症状；②阳明宿食所见腹胀，便闭等；③太阴寒积所见腹痛；④血热壅滞，化为痈脓证。

对药药量

调胃承气汤：大黄四两、芒硝半升；

桃核承气汤：大黄四两、芒硝二两；

大陷胸丸：大黄半斤、芒硝半升；

大陷胸汤：大黄六两、芒硝一升；

大承气汤：大黄四两、芒硝三合；

大黄牡丹汤：大黄四两、芒硝三合；

鲙食之，在心胸间不化，吐复不出，速下除之，久成癥病，治之方：大黄二两、朴硝二两。

相应条文

调胃承气汤条文详见：《伤寒论》第29、70、94、105、123、207、248、249条。

桃核承气汤条文详见：《伤寒论》第106条。

大陷胸丸条文详见：《伤寒论》第131条。

大陷胸汤条文详见：《伤寒论》第134、135、136、137、149条。

大承气汤条文详见：《伤寒论》第208、209、212、215、217、220、238、240、241、251、252、253、254、255、256、320、321、322条；《金匮要略·痉湿暍病脉证治第二》第13条，《金匮要略·腹满寒疝宿食病脉证治第十》第13、21、22、23条。

大黄牡丹汤条文详见：《金匮要略·疮痈肠痈浸淫病脉证并治第十八》第4条。

鲙食之，在心胸间不化，吐复不出，速下除之，久成癥病，治之方条文详见：《金匮要略·禽兽鱼虫禁忌并治第二十四》。

27. 大黄配黄芩

配伍述要：本对药主治少阳与阳明合病证。大黄清热解毒，导滞通腑；黄芩清热泻火。二药相配，可以泄热祛邪，使邪热有出路，达到治疗疾病的目的。

对药经方：本对药见于《伤寒论》《金匮要略》中6方：大柴胡汤、柴胡加龙骨牡蛎汤、附子泻心汤、鳖甲煎丸、大黄䗪虫丸、泻心汤。

对药主治：阳明少阳合病，证见痞满、虚劳、发热、腹痛等症状。

对药药量

大柴胡汤：大黄二两、黄芩三两；

柴胡加龙骨牡蛎汤：大黄二两、黄芩一两半；

附子泻心汤：大黄二两、黄芩一两；

鳖甲煎丸：大黄三分、黄芩三分；

大黄䗪虫丸：大黄十分（蒸）、黄芩二两；

泻心汤：大黄二两、黄芩一两。

相应条文

大柴胡汤条文详见：《伤寒论》第103、136、165条；《金匮要略·腹满寒疝宿病脉证治第十》第12条。

柴胡加龙骨牡蛎汤条文详见：《伤寒论》107条。

附子泻心汤条文详见：《伤寒论》第155条。

鳖甲煎丸条文详见：《金匮要略·疟病脉证并治第四》第2条。

大黄䗪虫丸条文详见：《金匮要略·血痹虚劳病脉证并治第六》第18条。

泻心汤条文详见：《金匮要略·惊悸吐衄下血胸满瘀血病脉证治第十六》第17条。

28. 大黄配䗪虫

配伍述要：本对药主治阳明病兼血瘀证。大黄破积导滞，荡涤瘀血，推陈致新；䗪虫破血积症瘕，下血闭。大黄配䗪虫，破坚逐瘀，疗伤止痛，破死血。二药相配，取“通以去闭，虫以动其瘀”之效。

对药经方：本对药见于《金匮要略》3方：鳖甲煎丸、大黄䗪虫丸、下瘀血汤。

对药主治：主治沉积瘤血所致的虚劳、腹痛、疟母等证。

对药药量

鳖甲煎丸：大黄三分、䗪虫五分；

大黄䗪虫丸：大黄十分、䗪虫半升；

下瘀血汤：大黄二两、䗪虫二十枚。

相应条文

鳖甲煎丸条文详见：《金匮要略·疟病脉证并治第四》第2条。

大黄䗪虫丸条文详见：《金匮要略·血痹虚劳病脉证并治第六》第18条。

下瘀血汤条文详见：《金匮要略·妇人产后病脉证治第二十一》第6条。

29. 大黄配桃仁

配伍述要：本对药主治阳明病兼血瘀证。大黄峻下清热，活血化瘀，主下瘀血、血闭，有治血瘀证之功；桃仁活血祛瘀，润肠通便，止咳平喘，入心肝血分，善泄血滞，祛瘀力强，为治疗多种瘀血阻滞病症的常用药。胡希恕先生认为，桃仁祛瘀相当有力量。大黄与桃仁为伍，使下瘀血的力量大大增加。

对药经方：本对药见于《伤寒论》《金匮要略》中8方：桃核承气汤、抵当汤、抵当丸、鳖甲煎丸、大黄䗪虫丸、大黄牡丹汤、下瘀血汤、治马坠及一切筋骨损方。

对药主治：①阳明瘀血内结所致的虚劳证；②血瘀导致的经闭；③妇人产后恶露不尽；④阳明蓄血伴症瘕积块。

对药药量

桃核承气汤：大黄四两、桃仁五十个（去皮尖）；

抵当汤：大黄三两（酒洗）、桃仁二十个（去皮尖）；

抵当丸：大黄三两、桃仁二十五个（去皮尖）；

鳖甲煎丸：大黄三分、桃仁二分；

大黄䗪虫丸：大黄十分（蒸）、桃仁一升；

大黄牡丹汤：大黄四两、桃仁五十个；

下瘀血汤：大黄二两、桃仁二十枚；

治马坠及一切筋骨损方：大黄一两（切，浸，汤成下）、桃仁四十九个（去皮尖，熬）。

相应条文

桃核承气汤条文详见：《伤寒论》第106条。

抵当汤条文详见：《伤寒论》第124、125、237条；《金匮要略·妇人杂病脉证并治第二十二》第14条。

抵当丸条文详见：《伤寒论》第126条。

鳖甲煎丸条文详见：《金匮要略·疟病脉证并治第四》第2条。

大黄䗪虫丸条文详见：《金匮要略·血痹虚劳病脉证并治第六》第18条。

大黄牡丹汤条文详见：《金匮要略·疮痈肠痈浸淫病脉证并治第十八》第4条。

下瘀血汤条文详见：《金匮要略·妇人产后病脉证治第二十一》第6条。

治马坠及一切筋骨损方条文详见：《金匮要略·杂疗方第二十三》。

30. 大黄配栀子

配伍述要：本对药主治阳明病证。大黄泻下攻积，清热泻火，凉血解毒，活血祛瘀；栀子清热燥湿，解郁除烦，利胆退黄。二药相配，一以燥湿，一以泄下，可使湿去黄退。

对药经方：本对药见于《伤寒论》《金匮要略》中3方：茵陈蒿汤、栀子大黄汤、大黄硝石汤。

对药主治：①阳明瘀血内结所导致的虚劳；②阳明蓄血所致的谵语、发狂；③瘀血内结所致的经水不利、妇人腹痛。

对药药量

茵陈蒿汤：大黄二两（去皮）、栀子十四枚（擘）；

栀子大黄汤：大黄一两、栀子十四枚；

大黄硝石汤：大黄四两、栀子十五枚。

相应条文

茵陈蒿汤条文详见：《伤寒论》第236、260条；《金匮要略·黄疸病脉证并治第十五》第13条。

栀子大黄汤条文详见：《金匮要略·黄疸病脉证并治第十五》第15条。

大黄硝石汤条文详见：《金匮要略·黄疸病脉证并治第十五》第19条。

31．大黄配附子

配伍述要：本对药主治太阴阳明合病证。大黄破积导滞，荡涤瘀血，推陈致新。胡希恕先生言：附子有亢奋、振兴机能作用，凡机能沉衰，小便失禁，汗出，心衰（汗脱）等均可用。二药相配，取大黄推荡之力，借附子亢奋之功，共去肠内寒积。

对药经方：本对药见于《伤寒论》《金匮要略》中2方：附子泻心汤、大黄附子汤。

对药主治：①寒实内结之胁下偏痛；②寒热错杂之心下痞。

对药药量

附子泻心汤：大黄二两、附子一枚（炮，去皮）；

大黄附子汤：大黄三两、附子三枚（炮）。

相应条文

附子泻心汤条文详见：《伤寒论》第155条。

大黄附子汤条文详见：《金匮要略·腹满寒疝宿食病脉证治第十》第15条。

32．大黄配半夏

配伍述要：本对药主治阳明太阴合病证。大黄泻下攻积，清热泻火，凉血解毒，逐瘀通经；半夏温中化饮，降逆止呕。二药相配，共奏祛热降逆止呕之功。

对药经方：本对药见于《伤寒论》《金匮要略》中共4方：大柴胡汤、柴胡加龙骨牡蛎汤、鳖甲煎丸、苓甘五味加姜辛半杏大黄汤。

对药主治：阳明实热积滞伴有水饮而致便秘、烦躁、咳喘、呕恶、身重等证；现代用于治疗癫痫、神经官能症、美尼尔氏综合征以及高血压病等见有胸满烦惊为主证者。

对药药量

大柴胡汤：大黄二两、半夏半升（洗）；

柴胡加龙骨牡蛎汤：大黄二两、半夏二合半（洗）；

鳖甲煎丸：大黄三分、半夏一分；

苓甘五味加姜辛半杏大黄汤：大黄三两、半夏半升。

相应条文

大柴胡汤条文详见：《伤寒论》第103、136、165条；《金匮要略·腹满寒疝宿病脉证治第十》第12条。

柴胡加龙骨牡蛎汤条文详见：《伤寒论》107条。

鳖甲煎丸条文详见：《金匮要略·疟病脉证并治第四》第2条。

苓甘五味加姜辛半杏大黄汤条文详见：《金匮要略·痰饮咳嗽病脉证并治第十二》第40条。

第二节　石膏类对药

33. 石膏配桂枝

配伍述要：本对药主治太阳阳明合病证。石膏清热泻火，除烦，降逆，定喘；桂枝解外，止痛，降逆。二药相配，表寒得解，里热得除，协同作用，诸证可除。

对药经方：本对药见于《伤寒论》《金匮要略》中9方：桂枝二越婢一汤、大青龙汤、麻黄升麻汤、白虎加桂枝汤、风引汤、《古今录验》续命汤、小青龙加石膏汤、木防己汤、竹皮大丸。

对药主治：①太阳阳明合病之里热重证；②伤寒表不解，陷于厥阴病，上热下寒，症见咽喉不利、腹泻者。

对药药量

桂枝二越婢一汤：石膏二十四铢（碎，绵裹）、桂枝十八铢（去皮）；

大青龙汤：石膏如鸡子大（碎）、桂枝二两（去皮）；

麻黄升麻汤：石膏六铢（碎，绵裹）、桂枝六铢（去皮）；

白虎加桂枝汤：石膏一斤、桂枝三两（去皮）；

风引汤：石膏六两、桂枝三两；

《古今录验》续命汤：石膏三两、桂枝三两；

小青龙加石膏汤：石膏二两、桂枝三两；

木防己汤：石膏十二枚（如鸡子大）、桂枝二两；

竹皮大丸：石膏二分、桂枝一分。

相应条文

桂枝二越婢一汤条文详见：《伤寒论》第27条。

大青龙汤条文详见：《伤寒论》第38、39条；《金匮要略·痰饮咳嗽病脉证并治第十二》第23条。

麻黄升麻汤条文详见：《伤寒论》第357条。

白虎加桂枝汤条文详见：《金匮要略·疟病脉证并治第四》第4条。

风引汤条文详见：《金匮要略·中风历节病脉证并治第五》第3条。

《古今录验》续命汤条文详见：《金匮要略·中风历节病脉证并治第五》附方。

小青龙加石膏汤条文详见：《金匮要略·肺痿肺痈咳嗽上气病脉证并治第七》第14条。

木防己汤条文详见：《金匮要略·痰饮咳嗽病脉证并治第十二》第24条。

竹皮大丸条文详见：《金匮要略·妇人产后病脉证治第二十一》第10条。

34．石膏配半夏

配伍述要：本对药主治阳明太阴合病证。石膏清热生津，主治烦躁证；半夏温中化饮，降逆止呕。二药相配，共奏清热，化饮，降逆之功。

对药经方：本对药见于《伤寒论》《金匮要略》中4方：竹叶石膏汤、厚朴麻黄汤、越婢加半夏汤、小青龙加石膏汤。

对药主治：表证伴热象，所见咳嗽、咳喘、发热、咳痰等症状。

对药药量

竹叶石膏汤：石膏一斤、半夏半升（洗）；

厚朴麻黄汤：石膏如鸡子大、半夏半升；

越婢加半夏汤：石膏半斤、半夏半升；

小青龙加石膏汤：石膏二两、半夏半升。

相应条文

竹叶石膏汤条文详见：《伤寒论》第397条。

厚朴麻黄汤条文详见：《金匮要略·肺痿肺痈咳嗽上气病脉证并治第七》第8条。

越婢加半夏汤条文详见：《金匮要略·肺痿肺痈咳嗽上气病脉证并治第七》第13条。

小青龙加石膏汤条文详见：《金匮要略·肺痿肺痈咳嗽上气病脉证并治第七》第14条。

第三节 其他类对药

35. 牡蛎配龙骨

配伍述要：本对药主治阳明病证。龙骨主镇惊安神，收敛固脱；牡蛎软坚散结，收敛镇静。二药均为介石类药物，具有潜阳镇静的功效。胡希恕认为，二药主惊狂、癫痫一类病，就是神经不安定，收敛精神，使精神不浮躁，同时治外遗，并有强壮作用。

对药经方：本对药见于《伤寒论》《金匮要略》中5方：柴胡加龙骨牡蛎汤、桂枝去芍药加蜀漆牡蛎龙骨救逆汤、桂枝甘草龙骨牡蛎汤、风引汤、桂枝加龙骨牡蛎汤。

对药主治：①大汗出、亡阳、伤津、血不养心所致惊狂；②水气上冲、热上冲导致胸满动悸而惊狂，头晕，卧起不安；③恐惧、失眠、精神失常等神经官能症；④自汗、盗汗等症。

对药药量

柴胡加龙骨牡蛎汤：牡蛎一两半（熬）、龙骨一两半；

桂枝去芍药加蜀漆牡蛎龙骨救逆汤：牡蛎五两（熬）、龙骨四两；

桂枝甘草龙骨牡蛎汤：牡蛎二两（熬）、龙骨二两；

风引汤：牡蛎二两、龙骨四两；

桂枝加龙骨牡蛎汤：牡蛎三两、龙骨三两。

相应条文

柴胡加龙骨牡蛎汤条文详见：《伤寒论》第107条。

桂枝去芍药加蜀漆牡蛎龙骨救逆汤条文详见：《伤寒论》第112条；《金匮要略·惊悸吐衄下血胸满瘀血病脉证治第十六》第12条。

桂枝甘草龙骨牡蛎汤条文详见：《伤寒论》第118条。

风引汤条文详见：《金匮要略·中风历节病脉证并治第五》第3条。

桂枝加龙骨牡蛎汤条文详见：《金匮要略·血痹虚劳病脉证并治第六》第8条。

36. 虻虫配水蛭

配伍述要：本对药主治血瘀病证。虻虫逐瘀，破积，通经；水蛭祛瘀，活血，通经。二者均为虫类破血之品，二药合用，相须配对，具有蚀死血、祛恶血的功效，并可使药力发挥既迅速而又持久，善治恶血不除、瘀血久积之证。胡希恕认为，虻虫与水蛭作用相近，均是祛瘀之中兼有解凝的作用，可以祛顽固陈久的瘀血。

对药经方：本对药见于《伤寒论》《金匮要略》中3方：抵当汤、抵当丸、大黄䗪虫丸。

对药主治：①太阳蓄血、阳明蓄血所致的口渴、小便不利、其人如狂；②太阳蓄血轻证之小便利、少腹满；月经不行，或产后恶露脐腹作痛；③虚劳干血之虚极羸瘦、腹满不能饮食、肌肤甲错。

对药药量

抵当汤：虻虫三十个（去翅足，熬）、水蛭三十个（熬）；

抵当丸：虻虫二十个（去翅足，熬）、水蛭二十个（熬）；

大黄䗪虫丸：虻虫一升、水蛭百枚。

相应条文

抵当汤条文详见：《伤寒论》第124、125、237条；《金匮要略·妇人杂病脉证并治第二十二》第14条。

抵当丸条文详见：《伤寒论》第126条。

大黄䗪虫丸条文详见：《金匮要略·血痹虚劳病脉证并治第六》第18条。

37. 桃仁配䗪虫

配伍述要：本对药主治血瘀病证。桃仁活血化瘀，润燥滑肠；䗪虫祛瘀，生新，破积血，消症瘕，通经止痛。二药相配，破血逐瘀散结之力更强。

对药经方：本对药见于《金匮要略》中3方：鳖甲煎丸、大黄䗪虫丸、下瘀血汤。

对药主治：①五脏劳损，经络营卫气伤内有干血而致的虚极羸瘦、腹满不能饮食、肌肤甲错、两目黯黑；②产后瘀血内结之腹痛。

对药药量

鳖甲煎丸：桃仁二分、䗪虫五分（熬）；

大黄䗪虫丸：桃仁一升、䗪虫半升；

下瘀血汤：桃仁二十枚、䗪虫二十枚（去足，熬）。

相应条文

鳖甲煎丸条文详见：《金匮要略·疟病脉证并治第四》第2条。

大黄䗪虫丸条文详见：《金匮要略·血痹虚劳病脉证并治第六》第18条。

下瘀血汤条文详见：《金匮要略·妇人产后病脉证治第二十一》第6条。

38．桃仁配水蛭

配伍述要：本对药主治血瘀病证。桃仁活血化瘀，润燥滑肠；水蛭破血祛瘀，活血痛经，通利血脉。二药相配，活血化瘀，祛瘀生新，可治顽固血瘀证。

对药经方：本对药见于《伤寒论》《金匮要略》中3方：抵当汤、抵当丸、大黄䗪虫丸。

对药主治：①太阳蓄血、阳明蓄血重证之小便自利、其人喜忘或如狂；②太阳蓄血轻证、里有实热小便利、少腹满；③虚劳干血之虚极羸瘦、腹满不能饮食、肌肤甲错；④血瘀证并大便困难者。

对药药量

抵当汤：桃仁二十个（去皮尖）、水蛭三十个；

抵挡丸：桃仁二十五个（去皮尖）、水蛭二十个（熬）；

大黄䗪虫丸：桃仁一升、水蛭百枚。

相应条文

抵当汤条文详见：《伤寒论》第124、125、237条；《金匮要略·妇人杂病脉证并治第二十二》第14条。

抵当丸条文详见：《伤寒论》第126条。

大黄䗪虫丸条文详见：《金匮要略·血痹虚劳病脉证并治第六》第18条。

39．桃仁配丹皮

配伍述要：本对药主治血瘀病证。桃仁活血化瘀，润燥滑肠；丹皮活血消肿，凉血散瘀，主治里热或半表半里热兼有血瘀证。二者均具有活血化瘀的作用，桃仁破血作用峻猛，丹皮化瘀作用缓和，一峻一缓，相互为用，达到破而不峻，缓而不留的作用。

对药经方：本对药见于《金匮要略》中3方：鳖甲煎丸、大黄牡丹汤、桂枝茯苓丸。

对药主治：①妇人癥病漏下，有胎或者无胎而下血；②少腹血瘀、满痛。

对药药量

鳖甲煎丸：桃仁二分、牡丹五分（去心）；

大黄牡丹汤：桃仁五十枚、牡丹一两；

桂枝茯苓丸方：桃仁（去皮尖，熬）、牡丹（去心）等分。

相应条文

鳖甲煎丸条文详见：《金匮要略·疟病脉证并治第四》第2条。

大黄牡丹汤条文详见：《金匮要略·疮痈肠痈浸淫病脉证并治第十八》第4条。

桂枝茯苓丸条文详见：《金匮要略·妇人妊娠病脉证并治第二十》第2条。

40．桃仁配虻虫

配伍述要：本对药主治血瘀病证。桃仁活血化瘀，润燥滑肠；虻虫逐瘀，破积，通经。二药相配，逐瘀破血，散结行瘀，以治疗血滞不通等证。

对药经方：本对药见于《伤寒论》《金匮要略》中3方：抵当汤、抵当丸、大黄䗪虫丸。

对药主治：①蓄血重证之小便自利、其人如狂；②蓄血轻证之小便利、少腹满；③虚劳干血之虚极羸瘦、腹满不能饮食、肌肤甲错。

对药药量

抵当汤：桃仁二十个（去皮尖）、虻虫三十个（去翅足，熬）；

抵当丸：桃仁二十五个（去皮尖）、虻虫各二十个（去翅足，熬）；

大黄䗪虫丸：桃仁一升、虻虫一升。

相应条文

抵当汤条文详见：《伤寒论》第124、125、237条；《金匮要略·妇人杂病脉证并治第二十二》第14条。

抵当丸条文详见：《伤寒论》第126条。

大黄䗪虫丸条文详见：《金匮要略·血痹虚劳病脉证并治第六》第18条。

41．栀子配香豉

配伍述要：本对药主治阳明病证。栀子清热解郁，泻火除烦而偏于降泄，善于治疗心胸、脘腹郁热；香豉辛散，透邪而偏于升发，解热，祛烦满，护胃和中，主食毒郁结，烦满懊憹。二药在《伤寒论》《金匮要略》中单成一方，即栀子豉汤，主治发汗吐下后，余热郁于胸膈，身热懊憹，虚烦不得眠，胸脘痞闷，按之软而不痛，嘈杂似饥，但不欲食。二药相配，清里热和胃，除闷烦；既能使邪气从下而泻，又能使得邪气从外而散，香豉还能制栀子苦寒清泻而不寒凝。栀子清心热，除心烦；香豉透散发越，与栀子相伍，入于上焦、中焦而泄热，善于治疗心胸热扰及阳明郁热证。

对药经方：本对药见于《伤寒论》《金匮要略》中5方，栀子豉汤、栀子甘草豉汤、栀子生姜豉汤、枳实栀子豉汤、栀子大黄汤。

对药主治：①汗吐下后余热留扰胸膈之虚烦不眠，心中懊憹，反复颠倒；②大病新瘥劳复之心烦、腹满；③酒疸之心中懊憹、热痛；④胸中窒闷而烦热者。

对药药量

栀子豉汤：栀子十四个（擘）、香豉四合（绵裹）；

栀子甘草豉汤：栀子十四个（擘）、香豉四合（绵裹）；

栀子生姜豉汤：栀子十四个（擘）、香豉四合（绵裹）；

枳实栀子豉汤：栀子十四个（擘）、豉一升（绵裹）；

栀子大黄汤：栀子十四枚、豉一升。

相应条文

栀子豉汤条文详见：《伤寒论》第76、77、78、221、228、375条；《金匮要略·呕吐哕下利病脉证治第十七》第44条。

栀子甘草豉汤条文详见：《伤寒论》第76条。

栀子生姜豉汤条文详见：《伤寒论》第76条。

枳实栀子豉汤条文详见：《伤寒论》393条。

栀子大黄汤条文详见：《金匮要略·黄疸病脉证治第十五》第15条。

42. 栀子配厚朴

配伍述要：本对药主治阳明病证。栀子解郁行气，善清泻三焦之热；厚朴温中化饮，理气宽中消胀满，止咳喘，导滞下行。二药相配，一寒一温，相互制约达到清热而不寒凝之目的，共奏治湿之功效。

对药经方：本对药见于《伤寒论》1方：栀子厚朴汤。

对药主治：余热留扰胸膈之心烦、腹满。

对药药量

栀子厚朴汤：栀子十四个（擘）、厚朴四两（炙，去皮）。

相应条文

栀子厚朴汤条文详见：《伤寒论》第79条。

43. 黄连配大枣

配伍述要：本对药主治阳明太阴合病证。黄连清热除烦、止利；大枣安中健胃、生津血、益气缓急迫。黄连苦寒伤胃，大枣甘温则顾护胃气。黄连与大枣相伍，一清一补，清热而不伤正，补中而不滞邪。

对药经方：本对药见于《伤寒论》《金匮要略》中4方：半夏泻心汤、生姜泻心汤、甘草泻心汤、黄连汤。

对药主治：①枢机不利，气机痞塞而致的心下痞但满而不痛，或心下痞硬干嗳食臭，胁下有水气，腹中雷鸣下利，或心下痞硬而满，干呕心烦不得安；②上热下寒而致的腹痛欲呕吐之证。

对药药量

半夏泻心汤：黄连一两、大枣十二枚（擘）；

生姜泻心汤：黄连一两、大枣十二枚（擘）；

甘草泻心汤：黄连一两、大枣十二枚（擘）；

黄连汤：黄连三两、大枣十二枚（擘）。

相应条文

半夏泻心汤条文详见：《伤寒论》第149条；《金匮要略·呕吐哕下利病脉证治第十七》第10条。

生姜泻心汤条文详见：《伤寒论》第157条。

甘草泻心汤条文详见：《伤寒论》第158条；《金匮要略·百合狐惑阴阳毒病脉证治第三》第10条。

黄连汤条文详见：《伤寒论》第173条。

44. 黄连配黄柏

配伍述要：本对药主治阳明病证。黄连清热除烦，燥湿止利；黄柏清热除烦，燥湿止利，祛黄；二者均有清热燥湿的作用，黄连偏于清心除烦，清中焦湿热；黄柏偏于清下焦湿热，止泻止利。黄连与黄柏为对药，共清中焦、下焦湿热。

对药经方：本对药见于《伤寒论》《金匮要略》中3方：乌梅丸、白头翁汤、白头翁加甘草阿胶汤。

对药主治：①湿热下利之里急后重，或大便夹有脓血；②中焦有热之时烦时止；③久泻久利。

用量分析

乌梅丸：黄连十六两、黄柏六两；

白头翁汤：黄连三两、黄柏三两；

白头翁加甘草阿胶汤：黄连三两、柏皮三两。

相应条文

乌梅丸条文详见：《伤寒论》第338条；《金匮要略·趺蹶手指臂肿转筋阴狐疝蛔虫病脉证治第十九》第8条。

白头翁汤条文详见：《伤寒论》第371、373条；《金匮要略·呕吐哕下利病脉证治第十七》第43条。

白头翁加甘草阿胶汤条文详见：《金匮要略·妇人产后病脉证治第二十一》第11条。

45. 黄连配半夏

配伍述要：本对药主治阳明太阴合病证。黄连清热除烦，燥湿止利；半夏化痰散结，降逆宽中。二药相配，取半夏以辛开，兼理痰湿之壅结，除热中之湿；用黄连以苦降，疏通气机，调和胃肠，寒温并施，化阴霾，和阳气，且清热无碍祛湿，燥湿无妨清热，共奏泄热和胃，开胸祛痰之功。半夏和黄连是调肠胃、理气机、和阴阳的基本配伍。

对药经方：本对药见于《伤寒论》《金匮要略》中5方：小陷胸汤、半夏泻心汤、生姜泻心汤、甘草泻心汤、黄连汤。

对药主治：①寒热错杂之心下痞；②小结胸病；③中焦湿热之腹痛呕吐。

对药药量

小陷胸汤：黄连一两、半夏半升（洗）；

半夏泻心汤：黄连一两、半夏半升（洗）；

生姜泻心汤：黄连一两、半夏半升（洗）；

甘草泻心汤：黄连一两、半夏半升（洗）；

黄连汤：黄连三两、半夏半升（洗）。

相应条文

小陷胸汤条文详见：《伤寒论》第138、141条。

半夏泻心汤条文详见：《伤寒论》第149条；《金匮要略·呕吐哕下利病脉证治第十七》第10条。

生姜泻心汤条文详见：《伤寒论》第157条。

甘草泻心汤条文详见：《伤寒论》第158条；《金匮要略·百合狐惑阴阳毒病脉证治第三》第10条。

黄连汤条文详见：《伤寒论》第173条。

46．黄连配黄芩

配伍述要： 本对药主治少阳阳明合病证。黄连清热除烦，燥湿止利；黄芩泻火祛邪。二药相配，上焦中焦通治，祛烦解痞，燥湿止利。

对药经方： 本对药见于《伤寒论》《金匮要略》中8方：葛根黄芩黄连汤、半夏泻心汤、附子泻心汤、生姜泻心汤、甘草泻心汤、黄连阿胶汤、干姜黄芩黄连人参汤、泻心汤。

对药主治： ①喘而汗出协热利证；②呕吐、下利不止，心下按之满痛的痞证。

对药药量

葛根黄芩黄连汤：黄连三两、黄芩三两；

半夏泻心汤：黄连一两、黄芩三两；

附子泻心汤：黄连一两、黄芩一两；

生姜泻心汤：黄连一两、黄芩三两；

甘草泻心汤：黄连一两、黄芩三两；

黄连阿胶汤：黄连四两、黄芩二两；

干姜黄芩黄连人参汤：黄连三两、黄芩三两；

泻心汤：黄连一两、黄芩一两。

相应条文

葛根黄芩黄连汤条文详见：《伤寒论》第34条。

半夏泻心汤条文详见：《伤寒论》第149条；《金匮要略·呕吐哕下利病脉证治第十七》第10条。

附子泻心汤条文详见：《伤寒论》第155条。

生姜泻心汤条文详见：《伤寒论》第157条。

甘草泻心汤条文详见：《伤寒论》第158条；《金匮要略·百合狐惑阴阳毒病脉证治第三》第10条。

黄连阿胶汤条文详见：《伤寒论》第303条。

干姜黄芩黄连人参汤条文详见：《伤寒论》第359条。

泻心汤条文详见：《金匮要略·惊悸吐衄下血胸满瘀血病脉证治第十六》第17条、《金匮要略·妇人杂病脉证并治第二十二》第7条。

47．枳实配芍药

配伍述要： 本对药主治阳明病证。枳实行气降气，调畅气机；芍药养血活血，清热凉血，缓挛急。二药在《金匮要略》中单成一方，即枳实芍药散，主治食积不化，脘腹胀满而疼痛，嗳腐气臭，恶心呕吐，大便溏烂。二药相配，理气之中有养血，行气之中有活血，治疗气机郁滞所致腹痛、便秘、蓄脓等证。胡希恕先生认为："枳实芍药，一者行气，一者和血，二药相伍，行气活血，理气止痛；妇女产后腹中痛无瘀血症，可用二药配伍治疗。"

对药经方：本对药见于《伤寒论》《金匮要略》中5方：大柴胡汤、麻子仁丸、四逆散、排脓散、枳实芍药散。

对药主治：①心下满痛；②便秘；③阳气郁滞，气机受阻，而见手足厥逆；④气滞血瘀而导致的妊娠腹痛；⑤疮痈。

对药药量

大柴胡汤：枳实四枚（炙）、芍药三两；

麻子仁丸：枳实半斤（炙）、芍药半斤；

《金匮要略》麻子仁丸：枳实一斤、芍药半斤；

四逆散：枳实（破，水渍，炙干）、芍药各等分；

排脓散：枳实十六枚、芍药六分；

枳实芍药散：枳实（烧令黑，勿太过）、芍药各等分。

相应条文

大柴胡汤条文详见：《伤寒论》第103、136、165条；《金匮要略·腹满寒疝宿病脉证治第十》第12条。

麻子仁丸条文详见：《伤寒论》第247条；《金匮要略·五脏风寒积聚病脉证并治第十一》第15条。

四逆散条文详见：《伤寒论》第318条。

排脓散条文详见：《金匮要略·疮痈肠痈浸淫病脉证并治第十八》第6条。

枳实芍药散条文详见：《金匮要略·妇人产后病脉证治第二十一》第5、6条。

第三章　少阳病对药

第一节　柴胡类对药

48．柴胡配桂枝

配伍述要：本对药主治太阳少阳合病证。柴胡清热泻火，调畅气机；桂枝发汗解表，降冲逆；二药相配，可治太阳与少阳相兼之病症。胡希恕先生认为："柴胡是有疏气行滞的一个解热药，主胸胁苦满、心腹肠胃间结气，寒热邪气，推陈致新。"

对药经方：本对药见于《伤寒论》《金匮要略》中7方：柴胡加龙骨牡蛎汤、柴胡桂枝汤、柴胡桂枝干姜汤、鳖甲煎丸、《外台秘要》柴胡桂姜汤、薯蓣丸、《外台》柴胡桂枝汤。

对药主治：①发热恶寒，身痛，呕逆之太阳少阳合病证；②少阳病兼有心悸、烦惊等气上冲表现的病证；③少阳病兼有瘀滞表现的病证。

对药药量

柴胡加龙骨牡蛎汤：柴胡四两、桂枝一两半（去皮）；

柴胡桂枝汤：柴胡四两、桂枝一两半（去皮）；

柴胡桂枝干姜汤：柴胡半斤、桂枝三两（去皮）；

鳖甲煎丸：柴胡六分、桂枝三分；

《外台秘要》柴胡桂姜汤：柴胡半斤、桂枝三两（去皮）；

薯蓣丸：柴胡五分、桂枝十分；

《外台》柴胡桂枝汤：柴胡四两、桂枝一两半。

相应条文

柴胡加龙骨牡蛎汤条文详见：《伤寒论》第107条。

柴胡桂枝汤条文详见：《伤寒论》第146条。

柴胡桂枝干姜汤条文详见：《伤寒论》第147条。

鳖甲煎丸条文详见：《金匮要略·疟病脉证并治第四》第2条。

《外台秘要》柴胡桂姜汤条文详见：《金匮要略·疟病脉证并治第四》附方。

薯蓣丸条文详见：《金匮要略·血痹虚劳病脉证并治第六》第16条。

《外台》柴胡桂枝汤条文详见：《金匮要略·腹满寒疝宿食病脉证治第十》附方。

49. 柴胡配黄芩

配伍述要：本对药主治少阳病证。柴胡清热泻火，调畅气机；黄芩泻火祛邪，内彻少阳之热。二药相配，直趋少阳，而治疗往来寒热，胸胁苦满，默默不欲饮食等少阳病证。

对药经方：本对药见于《伤寒论》《金匮要略》中10方：小柴胡汤、大柴胡汤、柴胡加芒硝汤、柴胡加龙骨牡蛎汤、柴胡桂枝汤、柴胡桂枝干姜汤、鳖甲煎丸、《外台秘要》柴胡去半夏加栝楼汤、《外台秘要》柴胡桂姜汤、《外台》柴胡桂枝汤。

对药主治：①往来寒热，胸胁苦满，默默不欲饮食；②发热、呕吐、下利不止，心下按之满痛。

对药用量

小柴胡汤：柴胡半斤、黄芩三两；

大柴胡汤：柴胡半斤、黄芩三两；

柴胡加芒硝汤：柴胡二两十六铢、黄芩一两；

柴胡加龙骨牡蛎汤：柴胡四两、黄芩一两半；

柴胡桂枝汤：柴胡四两、黄芩一两半；

柴胡桂枝干姜汤：柴胡半斤、黄芩三两；

鳖甲煎丸：柴胡六分、黄芩三分；

《外台秘要》柴胡去半夏加栝楼汤：柴胡八两、黄芩三两；

《外台秘要》柴胡桂姜汤：柴胡半斤、黄芩三两；

《外台》柴胡桂枝汤：柴胡四两、黄芩一两半。

相应条文

小柴胡汤条文详见：《伤寒论》第37、96、97、99、100、103、104、144、148、229、230、231、266、379、394条；《金匮要略·呕吐哕下利病脉证治第十七》第15条、《金匮要略·妇人产后病脉证治第二十一》第2条、《千金》附方三物黄芩汤条文，《金匮要略·妇人杂病脉证并治第二十二》第1条。

大柴胡汤条文详见：《伤寒论》第103、136、165条；《金匮要略·腹满寒疝宿病脉证治第十》第12条。

柴胡加芒硝汤条文详见：《伤寒论》第104条。

柴胡加龙骨牡蛎汤条文详见：《伤寒论》第107条。

柴胡桂枝汤条文详见：《伤寒论》第146条。

柴胡桂枝干姜汤条文详见：《伤寒论》第147条。

鳖甲煎丸条文详见：《金匮要略·疟病脉证并治第四》第2条。

《外台秘要》柴胡去半夏加栝楼汤条文详见：《金匮要略·疟病脉证并治第四》附方。

《外台》柴胡桂枝汤条文详见：《金匮要略·腹满寒疝宿食病脉证治第十》附方。

50. 柴胡配大黄

配伍述要：本对药主治少阳与阳明合病证。柴胡清热泻火，调畅气机；大黄清泻里热，下瘀血，攻积聚。二药均可“推陈致新”，配伍应用，既能下有形实邪，亦能清无形之热。

对药经方：本对药见于《伤寒论》《金匮要略》中3方：大柴胡汤、柴胡加龙骨牡蛎汤、鳖甲煎丸。

对药主治：①少阳阳明合病所见腹痛、心烦等证；②阳明瘀血内结导致的虚劳、发热等证。

对药药量

大柴胡汤：大黄二两、柴胡半斤；

柴胡加龙骨牡蛎汤：大黄二两、柴胡四两；

鳖甲煎丸：大黄三分、柴胡六分。

相应条文

大柴胡汤条文详见：《伤寒论》第103、136、165条；《金匮要略·腹满寒疝宿病脉证治第十》第12条。

柴胡加龙骨牡蛎汤条文详见：《伤寒论》107条。

鳖甲煎丸条文详见：《金匮要略·疟病脉证并治第四》第2条。

51. 柴胡配人参

配伍述要：本对药主治少阳太阴合病证。柴胡主心腹肠胃中结气，饮食积聚，寒热邪气，推陈致新。在血弱气尽，腠里开，邪气结于半表半里时，以柴胡行气疏滞，解少阳半表半里之郁热。小柴胡汤方证有呕，知其胃虚，故用人参养胃生津液，扶正祛邪。在柴胡类方中用人参，含有预先截断病情由少阳向太阴传变之意。所以柴胡与人参相配，构成邪正兼顾，祛邪为主的配伍形式，扶正药得祛邪药则补虚而不助邪，无闭门留寇之弊，祛邪药得扶正药则祛邪而不伤正，相辅相成。

对药经方：本对药见于《伤寒论》《金匮要略》中8方：小柴胡汤、柴胡加芒硝汤、柴胡加龙骨牡蛎汤、柴胡桂枝汤、鳖甲煎丸、《外台秘要》柴胡去半夏加栝楼汤、薯蓣丸、《外台》柴胡桂枝汤。

对药主治：①往来寒热，胸胁苦满，默默不欲饮食，心烦喜呕之小柴胡汤证；②少阳病兼脾胃虚弱，肢体酸重，食少吐泻，怠惰嗜卧等太阴病证。

对药药量

小柴胡汤：柴胡半斤、人参三两；

柴胡加芒硝汤：柴胡二两十六铢、人参一两；

柴胡加龙骨牡蛎汤：柴胡四两、人参一两半；

柴胡桂枝汤：柴胡四两、人参一两半；

鳖甲煎丸：柴胡六分、人参一分；

《外台秘要》柴胡去半夏加栝楼汤：柴胡八两、人参三两；

薯蓣丸：柴胡五分、人参七分；

《外台》柴胡桂枝汤：柴胡四两、人参一两半。

相应条文

小柴胡汤条文详见：《伤寒论》第37、96、97、99、100、103、104、144、148、229、230、231、266、379、394条；《金匮要略·呕吐哕下利病脉证治第十七》第15条、《金匮要略·妇人产后病脉证治第二十一》第2条、《千金》附方三物黄芩汤条文，《金匮要略·妇人杂病脉证并治第二十二》第1条。

柴胡加芒硝汤条文详见：《伤寒论》第104条。

柴胡加龙骨牡蛎汤条文详见：《伤寒论》第107条。

柴胡桂枝汤条文详见：《伤寒论》第146条。

鳖甲煎丸条文详见：《金匮要略·疟病脉证并治第四》第2条。

《外台秘要》柴胡去半夏加栝楼汤条文详见：《金匮要略·疟病脉证并治第四》附方。

薯蓣丸条文详见：《金匮要略·血痹虚劳病脉证并治第六》第16条。

《外台》柴胡桂枝汤条文详见：《金匮要略·腹满寒疝宿食病脉证治第十》附方。

相应条文

小柴胡汤条文详见：《伤寒论》第37、96、97、99、100、104、144、148、229、230、231、266、279、394条；《金匮要略·呕吐哕下利病脉证治第十七》第15条，《金匮要略·妇人产后病脉证治第二十一》第2条、《千金》附方三物黄芩汤条文，《金匮要略·妇人杂病脉证并治第二十二》第1条。

柴胡加芒硝汤条文详见：《伤寒论》第104条。

柴胡加龙骨牡蛎汤条文详见：《伤寒论》第107条。

柴胡桂枝汤条文详见：《伤寒论》第146条。

鳖甲煎丸条文详见：《金匮要略·疟病脉证并治第四》第2条。

《外台秘要》柴胡去半夏加栝楼汤条文详见：《金匮要略·疟病脉证并治第四》附方。

薯蓣丸条文详见：《金匮要略·血痹虚劳病脉证并治第六》第16条。

《外台》柴胡桂枝汤条文详见：《金匮要略·腹满寒疝宿食病脉证治第十》附方。

52. 柴胡配枳实

配伍述要：本对药主治少阳阳明合病证。柴胡主舒肝解郁，升举阳气，清热疏气，推陈致新。枳实主行气破滞，偏于降泄。柴胡与枳实为伍，升降相谐，调理肝胆气机，同时又可调理脾胃气机。共同治疗气机郁滞证；若患者胸胁郁热，致四肢厥逆，此四逆非阴寒四逆，而是热厥，因此不是少阴证，而是少阳证；里无实，不可下。此时可用柴胡、枳实、芍药、甘草四味药组成的四逆散方，行气解热，柴胡主胸胁苦满，枳实主心下坚满；两药同用治疗热壅气滞、胸胁苦满之证。

对药经方：本对药见于《伤寒论》《金匮要略》中3方：大柴胡汤、四逆散、四时加减柴胡饮子方。

对药主治：①阳郁之四肢厥冷；②少阳阳明合病之里实证，如心下痞硬、满痛、胸胁苦满、口苦咽干。

对药药量

大柴胡汤：柴胡半斤、枳实四枚（炙）；

四逆散：柴胡、枳实（破，水渍，炙干）各等分；

四时加减柴胡饮子方（春三月加）：柴胡八分、枳实；

四时加减柴胡饮子方（夏三月加）：柴胡八分、枳实五分。

相应条文

大柴胡汤条文详见：《伤寒论》第103、136、165条；《金匮要略·腹满寒疝宿食病脉证治第十》第12条。

四逆散条文详见：《伤寒论》第318条。

四时加减柴胡饮子方条文详见：《金匮要略·杂疗方第二十三》。

53. 柴胡配甘草

配伍述要：本对药主治少阳太阴合病证。柴胡主舒肝解郁，升举阳气，清热解郁，推陈致新。甘草缓急止痛，偏于甘补。柴胡配伍甘草，补中可行气，散气同时可甘补。邪在半表，则荣气争之，辛甘解之，柴胡解热，能发传邪之热，里不足者，以甘缓之，两药合用，散中寓补，共同治疗半表半里之气机郁滞证。

对药经方：本对药见于《伤寒论》《金匮要略》中10方：小柴胡汤、柴胡加芒硝汤、柴胡桂枝汤、柴胡桂枝干姜汤、四逆散、《外台秘要》柴胡去半夏加栝楼汤、《外台秘要》柴胡桂姜汤、薯蓣丸、《外台》柴胡桂枝汤、四时加减柴胡饮子方（夏三月加）。

对药主治：①阳郁所致的四肢厥冷；②少阳阳明合病之里实心下痞硬，满痛，胸胁苦满，口苦咽干；③四肢挛急、烦疼。

对药药量

小柴胡汤：柴胡半斤、甘草三两（炙）；

柴胡加芒硝汤：柴胡二两十六铢、甘草一两（炙）；

柴胡桂枝汤：柴胡四两、甘草一两（炙）；

柴胡桂枝干姜汤：柴胡半斤、甘草二两（炙）；

四逆散：柴胡、甘草（炙）各等分；

《外台秘要》柴胡去半夏加栝楼汤：柴胡八两、甘草三两；

《外台秘要》柴胡桂姜汤：柴胡半斤、甘草二两（炙）；

薯蓣丸：柴胡五分、甘草二十八分；

《外台》柴胡桂枝汤：柴胡四两、甘草一两；

四时加减柴胡饮子方（夏三月加）：柴胡八分、甘草三分。

相应条文

小柴胡汤条文详见：《伤寒论》第37、96、97、99、100、104、144、148、229、230、231、266、279、394条；《金匮要略·呕吐哕下利病脉证治第十七》第15条，《金匮要略·妇人产后病脉证治第二十一》第2条、《千金》附方三物黄芩汤条文，《金匮要略·妇人杂病脉证并治第二十二》第1条。

柴胡加芒硝汤条文详见：《伤寒论》第104条。

柴胡桂枝汤条文详见：《伤寒论》第146条。

柴胡桂枝干姜汤条文详见：《伤寒论》第147条。

四逆散条文详见：《伤寒论》第318条。

《外台秘要》柴胡去半夏加栝楼汤条文详见：《金匮要略·疟病脉证并治第四》附方。

《外台秘要》柴胡桂姜汤条文详见：《金匮要略·疟病脉证并治第四》附方。

薯蓣丸条文详见：《金匮要略·血痹虚劳病脉证并治第六》第16条。

《外台》柴胡桂枝汤条文详见：《金匮要略·腹满寒疝宿食病脉证治第十》附方。

四时加减柴胡饮子方条文详见：《金匮要略·杂疗方第二十三》

54. 柴胡配芍药

配伍述要：本对药主治少阳阳明合病证。柴胡舒肝解郁，升举阳气，清热解郁，推陈致新，治胸胁苦满，疏解半表半里之邪热。芍药清热，养血调营，缓挛急，治腹痛，除血痹，主治在阳明。柴胡与芍药为伍，可用于少阳病，证见四逆散方证，柴胡疏畅胸膈气机，芍药助柴胡清热，又能缓其腹中痛的症状；亦用于少阳阳明合病的大柴胡汤方证，此时，柴胡针对仍存在的“柴胡证”，芍药治心下急，缓下大便。二药配伍还可见太阳少阳合病的柴胡桂枝汤，方中柴胡清半表半里的邪热之气，芍药则养血合营，治疗既有小柴胡汤证又有桂枝汤证的表现。

对药经方：本对药见于《伤寒论》《金匮要略》中6方：大柴胡汤、柴胡桂枝汤、四逆散、鳖甲煎丸、薯蓣丸、《外台》柴胡桂枝汤。

对药主治：①病见柴胡证胸胁苦满或往来寒热，伴腹痛（实痛）；②太阳病未解又现少阳胸胁苦满，心烦喜呕。

对药药量

大柴胡汤：柴胡半斤、芍药三两；

柴胡桂枝汤：柴胡四两、芍药一两半；

四逆散：柴胡、甘草（炙）各等分；

鳖甲煎丸：柴胡六分、芍药五分；

薯蓣丸：柴胡五分、芍药六分；

《外台》柴胡桂枝汤：柴胡四两、芍药一两半。

相应条文

大柴胡汤条文详见：《伤寒论》第103、136、165条；《金匮要略·腹满寒疝宿食病脉证治第十》第12条。

柴胡桂枝汤条文详见：《伤寒论》第146条。

四逆散条文详见：《伤寒论》第318条。

鳖甲煎丸条文详见：《金匮要略·疟病脉证并治第四》第2条。

薯蓣丸条文详见：《金匮要略·血痹虚劳病脉证并治第六》第16条。

《外台》柴胡桂枝汤条文详见：《金匮要略·腹满寒疝宿食病脉证治第十》附方。

55. 柴胡配牡蛎

配伍述要：本对药主治少阳阳明合病证。柴胡舒肝解郁，清热。用于少阳证见往来寒热，胸胁苦满。牡蛎治惊狂，烦躁、失眠、口渴等类似于神经官能证；二药配伍，治在胸胁苦满伴心烦，惊悸与大便干者。

对药经方：本对药见于《伤寒论》中3方：柴胡加龙骨牡蛎汤、柴胡桂枝干姜汤、《外台秘要》柴胡桂姜汤。

对药主治：①惊、狂、躁，或见大便干者；②胸胁苦满伴心烦，口干、失眠等。

对药药量

柴胡加龙骨牡蛎汤：柴胡四两、牡蛎一两半（熬）；

柴胡桂枝干姜汤：柴胡半斤、牡蛎二两（熬）；

《外台秘要》柴胡桂姜汤：柴胡半斤、牡蛎三两（熬）。

相应条文

柴胡加龙骨牡蛎汤条文详见：《伤寒论》第107条。

柴胡桂枝干姜汤条文详见：《伤寒论》第147条。

《外台秘要》柴胡桂姜汤条文详见：《金匮要略·疟病脉证并治第四》附方。

56. 柴胡配半夏

配伍述要：本对药主治少阳病证。柴胡疏肝解郁，升举阳气，和解少阳，半夏味辛可助柴胡而散邪；其性降，可降逆止呕，与柴胡一升一降，开通少阳之路，故柴胡和半夏配伍可和解少阳，清热祛痰。祛除肝胆经之郁滞。

对药经方：本对药见于《伤寒论》《金匮要略》中7方：小柴胡汤、大柴胡汤、柴胡加芒硝汤、柴胡加龙骨牡蛎汤、柴胡桂枝汤、鳖甲煎丸、《外台》柴胡桂枝汤。

对药主治：①和解少阳；②清热祛痰。

对药药量

小柴胡汤：柴胡半斤、半夏半升（洗）；

《金匮要略》小柴胡汤：柴胡半斤、半夏半斤；

大柴胡汤：柴胡半斤、半夏半升（洗）；

柴胡加芒硝汤：柴胡二两十六铢、半夏二十铢（本云五枚，洗）；

柴胡加龙骨牡蛎汤：柴胡四两、半夏二合半（洗）；

柴胡桂枝汤：柴胡四两、半夏二合半（洗）；

鳖甲煎丸：柴胡六分、半夏一分；

《外台》柴胡桂枝汤：柴胡四两、半夏二合半。

相应条文

小柴胡汤条文详见：《伤寒论》第37、96、97、99、100、104、144、148、229、230、231、266、279、394条；《金匮要略·呕吐哕下利病脉证治第十七》第15条，《金匮要略·妇人产后病脉证治第二十一》第2条、《千金》附方三物黄芩汤条文，《金匮要略·妇人杂病脉证并治第二十二》第1条。

大柴胡汤条文详见：《伤寒论》第103、136、165条；《金匮要略·腹满寒疝宿食病脉证治第十》第12条。

柴胡加芒硝汤条文详见：《伤寒论》第104条。

柴胡加龙骨牡蛎汤条文详见：《伤寒论》第107条。

柴胡桂枝汤条文详见：《伤寒论》第146条。

鳖甲煎丸条文详见：《金匮要略·疟病脉证并治第四》第2条。

《外台》柴胡桂枝汤条文详见：《金匮要略·腹满寒疝宿食病脉证治第十》附方。

第二节　黄芩类对药

57. 黄芩配桂枝

配伍述要：本对药主治太阳少阳合病证。桂枝主解外，黄芩清少阳之热，治寒热往来。兼能调气，无论何脏腑，其气郁而作热者，皆能宣通之。又善清躯壳之热，凡热之伏藏于经络散漫于腠理者，皆能消除之。二者相伍，一温一清，一升一降，刚柔相济，相辅相成，相互佐制。用于治疗寒热虚实并存的病证。

对药经方：本对药见于《伤寒论》《金匮要略》中10方：柴胡加龙骨牡蛎汤、柴胡桂枝汤、柴胡桂枝干姜汤、麻黄升麻汤、鳖甲煎丸、《外台秘要》柴胡桂姜汤、侯氏黑散、泽漆汤、《外台》柴胡桂枝汤、《外台》黄芩汤。

对药主治：①中风，伤寒，脉浮，寒热往来，汗出恶风，鼻鸣干呕；②产后、病后致营卫不和，时发热自汗出，兼有微恶寒者；③烦热而出血者，兼见热利、热痞、热痹等。

对药药量

柴胡加龙骨牡蛎汤：黄芩一两半、桂枝一两半（去皮）；

柴胡桂枝汤：黄芩一两半、桂枝一两半（去皮）；

柴胡桂枝干姜汤：黄芩三两、桂枝三两（去皮）；

麻黄升麻汤：黄芩十八铢、桂枝六铢（去皮）；

鳖甲煎丸：黄芩三分、桂枝三分；

《外台秘要》柴胡桂姜汤：黄芩三两、桂枝三两（去皮）；

侯氏黑散：黄芩三分、桂枝三分；

泽漆汤：黄芩三两、桂枝三两；

《外台》柴胡桂枝汤：黄芩一两半、桂枝一两半；

《外台》黄芩汤：黄芩三两、桂枝一两。

相应条文

柴胡加龙骨牡蛎汤条文详见：《伤寒论》第107条。

柴胡桂枝汤条文详见：《伤寒论》第146条。

柴胡桂枝干姜汤条文详见：《伤寒论》第147条。

麻黄升麻汤条文详见：《伤寒论》第357条。

鳖甲煎丸条文详见：《金匮要略·疟病脉证并治第四》第2条。

《外台秘要》柴胡桂姜汤条文详见：《金匮要略·疟病脉证并治第四》附方。

侯氏黑散条文详见：《金匮要略·中风历节病脉证并治第五》第2条。

泽漆汤条文详见：《金匮要略·肺痿肺痈咳嗽上气病脉证并治第七》第9条。

《外台》柴胡桂枝汤条文详见：《金匮要略·腹满寒疝宿食病脉证治第十》附方。

《外台》黄芩汤条文详见：《金匮要略·呕吐哕下利病脉证治第十七》附方。

58．黄芩配人参

配伍述要：本对药主治少阳病证。黄芩清热泻火祛邪，人参甘温，补益脾胃生津液。两药合用，祛邪清热而不伤脾胃，健胃益气而存津液。在柴胡类方中，用人参更有固护中焦，防止病邪传入太阴之意。

对药经方：本对药见于《伤寒论》《金匮要略》中13方：小柴胡汤、柴胡加芒硝汤、柴胡加龙骨牡蛎汤、柴胡桂枝汤、半夏泻心汤、生姜泻心汤、甘草泻心汤、干姜黄芩黄连人参汤、鳖甲煎丸、《外台秘要》柴胡去半夏加栝楼汤、侯氏黑散、泽漆汤、《外台》柴胡桂枝汤、《外台》黄芩汤。

对药主治：半表半里证阳证，少阳病见往来寒热，胸胁苦满，默默不欲饮食，发热、呕吐、下利不止，心下按之满痛等。

对药药量

小柴胡汤：黄芩三两、人参三两；

柴胡加芒硝汤：黄芩一两、人参一两；

柴胡加龙骨牡蛎汤：黄芩一两半、人参一两半；

柴胡桂枝汤：黄芩一两半、人参一两半；

半夏泻心汤：黄芩三两、人参三两；

生姜泻心汤：黄芩三两、人参三两；

甘草泻心汤：黄芩三两、人参三两；

干姜黄芩黄连人参汤：黄芩三两、人参三两；

鳖甲煎丸：黄芩三分、人参一分；

《外台秘要》柴胡去半夏加栝楼汤：黄芩三两、人参三两；

侯氏黑散：黄芩三分、人参三分；

泽漆汤：黄芩三两、人参三两；

《外台》柴胡桂枝汤：黄芩一两半、人参一两半；

《外台》黄芩汤：黄芩三两、人参三两。

相应条文

小柴胡汤条文详见：《伤寒论》第37、96、97、99、100、104、144、148、229、230、231、266、279、394条；《金匮要略·呕吐哕下利病脉证治第十七》第15条，《金匮要略·妇人产后病脉证治第二十一》第2条、《千金》附方三物黄芩汤条文，《金匮要略·妇人杂病脉证并治第二十二》第1条。

柴胡加芒硝汤条文详见：《伤寒论》第104条。

柴胡加龙骨牡蛎汤条文详见：《伤寒论》第107条。

柴胡桂枝汤条文详见：《伤寒论》第146条。

半夏泻心汤条文详见：《伤寒论》第149条；《金匮要略·呕吐哕下利病脉证治第十七》第10条。

生姜泻心汤条文详见：《伤寒论》第157条。

甘草泻心汤条文详见：《伤寒论》第158条；《金匮要略·百合狐惑阴阳毒病脉证治第三》第10条。

干姜黄芩黄连人参汤条文详见：《伤寒论》第359条。

鳖甲煎丸方条文详见：《金匮要略·疟病脉证并治第四》第2条。

《外台秘要》柴胡去半夏加栝楼汤条文详见：《金匮要略·疟病脉证并治第四》附方。

侯氏黑散条文详见：《金匮要略·中风历节病脉证并治第五》第2条。

泽漆汤条文详见：《金匮要略·肺痿肺痈咳嗽上气病脉证并治第七》第9条。

《外台》柴胡桂枝汤条文详见：《金匮要略·腹满寒疝宿食病脉证治第十》附方。

《外台》黄芩汤条文详见：《金匮要略·呕吐哕下利病脉证治第十七》附方。

59. 黄芩配白术

配伍述要：本对药主治少阳太阴合病证。黄芩清少阳之热，白术主治里阴证即太阴病，其味苦，主健中益气、利水，治疗心下痞满、冒眩、妊娠腹痛等。两药配伍攻补兼施，清热而伤中，又有安胎之效，可治脾虚胎热,胎动不安证。

对药经方：本对药见于《伤寒论》《金匮要略》中4方：麻黄升麻汤、侯氏黑散、黄土汤、当归散。

对药主治：①妊娠中出血证；②便血、崩漏。

对药药量

麻黄升麻汤：黄芩十八铢、白术六铢；

侯氏黑散：黄芩三分、白术十分；

黄土汤：黄芩三两、白术三两；

当归散：黄芩一斤、白术半斤。

相应条文

麻黄升麻汤条文详见于：《伤寒论》第357条。

侯氏黑散条文详见：《金匮要略·中风历节病脉证并治第五》第2条。

黄土汤条文详见：《金匮要略·惊悸吐衄下血胸满瘀血病脉证治第十六》第15条。

当归散条文详见：《金匮要略·妇人妊娠病脉证并治第二十》第9条。

60. 黄芩配大枣

配伍述要：本对药主治少阳太阴合病证。黄芩苦寒，清热燥湿；大枣，甘温，补中益气。苦寒伤胃，甘温则顾护胃气。二药相伍，一散一补，驱邪而不伤正，补中而不滞邪。

对药经方：本对药见于《伤寒论》《金匮要略》中13方：小柴胡汤、大柴胡汤、柴胡加芒硝汤、柴胡加龙骨牡蛎汤、柴胡桂枝汤、半夏泻心汤、生姜泻心汤、甘草泻心汤、黄芩汤、黄芩加半夏生姜汤、《外台秘要》柴胡去半夏加栝楼汤、《外台》柴胡桂枝汤、《外台》黄芩汤。

对药主治：①往来寒热，胸胁苦满，默默不欲饮食；②发热、呕吐、下利不止，心下按之满痛。

对药药量

小柴胡汤：黄芩三两、大枣十二枚（擘）；

大柴胡汤：黄芩三两、大枣十二枚（擘）；

柴胡加芒硝汤：黄芩一两、大枣四枚（擘）；

柴胡加龙骨牡蛎汤：黄芩一两半、大枣六枚（擘）；

柴胡桂枝汤：黄芩一两半、大枣六枚（擘）；

半夏泻心汤：黄芩三两、大枣十二枚（擘）；

生姜泻心汤：黄芩三两、大枣十二枚（擘）；

甘草泻心汤：黄芩三两、大枣十二枚（擘）；

黄芩汤：黄芩三两、大枣十二枚（擘）；

黄芩加半夏生姜汤：黄芩三两、大枣十二枚（擘）；

《外台秘要》柴胡去半夏加栝楼汤：黄芩三两、大枣十二枚；

《外台》柴胡桂枝汤：黄芩一两半、大枣六枚；

《外台》黄芩汤：黄芩三两、大枣十二枚。

相应条文

小柴胡汤条文详见：《伤寒论》第37、96、97、99、100、104、144、148、229、230、231、266、279、394条；《金匮要略·呕吐哕下利病脉证治第十七》第15条，《金匮要略·妇人产后病脉证治第二十一》第2条、《千金》附方三物黄芩汤条文，《金匮要略·妇人杂病脉证并治第二十二》第1条。

大柴胡汤条文详见：《伤寒论》第103、136、165条；《金匮要略·腹满寒疝宿食病脉证治第十》第12条。

柴胡加芒硝汤条文详见：《伤寒论》第104条。

柴胡加龙骨牡蛎汤条文详见：《伤寒论》第107条。

柴胡桂枝汤条文详见：《伤寒论》第146条。

半夏泻心汤条文详见：《伤寒论》第149条；《金匮要略·呕吐哕下利病脉证治第十七》第10条。

生姜泻心汤条文详见：《伤寒论》第157条。

甘草泻心汤条文详见：《伤寒论》第158条；《金匮要略·百合狐惑阴阳毒病脉证治第三》第10条。

黄芩汤条文详见：《伤寒论》第172、333条。

黄芩加半夏生姜汤条文详见：《伤寒论》第172条；《金匮要略·呕吐哕下利病脉证治第十七》第11条。

《外台秘要》柴胡去半夏加栝楼汤条文详见：《金匮要略·疟病脉证并治第四》附方。

《外台》柴胡桂枝汤条文详见：《金匮要略·腹满寒疝宿食病脉证治第十》附方。

《外台》黄芩汤条文详见：《金匮要略·呕吐哕下利病脉证治第十七》附方。

61．黄芩配芍药

配伍述要：本对药主治少阳阳明合病证。黄芩归于半表半里阳证即少阳病，善和解清热，主治下利；白芍归于里阳证即阳明病，主养血、缓急止痛。胡老认为，黄芩与芍药配伍主治血分热结。若太阳表证与少阳口苦热象同时出现，伴见烦躁、腹痛而下利者，应用黄芩汤，其中，黄芩主治半表半里和里热下利，配伍芍药缓急止痛，主治腹挛急。在王不留行散中，二药配伍共奏养血清热之功。

对药经方：本对药见于《伤寒论》《金匮要略》中共12方：大柴胡汤、柴胡桂枝汤、黄芩汤、黄芩加半夏生姜汤、黄连阿胶汤、麻黄升麻汤、鳖甲煎丸、大黄蟅虫丸、奔豚汤、《外台》柴胡桂枝汤、王不留行散、当归散。

对药主治：①热病后期，余热未清，阴液亏损，虚烦不得眠者；②湿热积滞肠中所致热痢腹痛，身热口苦，里急后重者；③清热，缓急迫、止利。

对药药量

大柴胡汤：黄芩三两、芍药三两；

柴胡桂枝汤：黄芩一两半、芍药一两半；

黄芩汤：黄芩三两、芍药二两；

黄芩加半夏生姜汤：黄芩三两、芍药二两；

黄连阿胶汤：黄芩二两、芍药二两；

麻黄升麻汤：黄芩十八铢、芍药六铢；

鳖甲煎丸：黄芩三分、芍药五分；

大黄蟅虫丸：黄芩二两、芍药四两；

奔豚汤：黄芩二两、芍药二两；

《外台》柴胡桂枝汤：黄芩一两半、芍药一两半；

王不留行散：黄芩二分、芍药二分；

当归散：黄芩一斤、芍药一斤。

相应条文

大柴胡汤条文详见：《伤寒论》第103、136、165条；《金匮要略·腹满寒疝宿食病脉证治第十》第12条。

柴胡桂枝汤条文详见：《伤寒论》第146条。

黄芩汤条文详见：《伤寒论》第172、333条。

黄芩加半夏生姜汤条文详见：《伤寒论》第172条；《金匮要略·呕吐哕下利病脉证治第十七》第11条。

黄连阿胶汤条文详见：《伤寒论》第303条。

麻黄升麻汤条文详见：《伤寒论》第357条。

鳖甲煎丸条文详见：《金匮要略·疟病脉证并治第四》第2条。

大黄䗪虫丸条文详见：《金匮要略·血痹虚劳病脉证并治第六》第18条。

奔豚汤条文详见：《金匮要略·奔豚气病脉证治第八》第2条。

《外台》柴胡桂枝汤条文详见：《金匮要略·腹满寒疝宿食病脉证治第十》附方。

王不留行散条文详见：《金匮要略·疮痈肠痈浸淫病脉证并治第十八》第6条。

当归散条文详见：《金匮要略·妇人妊娠病脉证并治第二十》第9条。

62. 黄芩配生姜

配伍述要：本对药主治少阳病或太阳少阳合病证。黄芩清热除烦，生姜辛温解表，又可温中化饮。黄芩配伍生姜，泻热和胃止呕，清肺热散水饮。

对药经方：本对药见于《伤寒论》《金匮要略》中共11方：小柴胡汤、大柴胡汤、柴胡加芒硝汤、柴胡加龙骨牡蛎汤、柴胡桂枝汤、生姜泻心汤、黄芩加半夏生姜汤、《外台秘要》柴胡去半夏加栝楼汤、泽漆汤、奔豚汤、《外台》柴胡桂枝汤。

对药主治：①邪热侵犯少阳，症见呕吐者；②饮邪与热邪停于肺而见咳嗽者。

对药药量

小柴胡汤：黄芩三两、生姜三两（切）；

大柴胡汤：黄芩三两、生姜五两（切）；

柴胡加芒硝汤：黄芩一两、生姜一两（切）；

柴胡加龙骨牡蛎汤：黄芩一两半、生姜一两半（切）；

柴胡桂枝汤：黄芩一两半、生姜一两半（切）；

生姜泻心汤：黄芩三两、生姜四两（切）；

黄芩加半夏生姜汤：黄芩三两、生姜一两半（切）；

《金匮要略》黄芩加半夏生姜汤：黄芩三两、生姜三两；

《外台秘要》柴胡去半夏加栝楼汤：黄芩三两、生姜二两；

泽漆汤：黄芩三两、生姜五两；

奔豚汤：黄芩二两、生姜四两；

《外台》柴胡桂枝汤：黄芩一两半、生姜一两半。

相应条文

小柴胡汤条文详见：《伤寒论》第37、96、97、99、100、104、144、148、229、230、231、266、279、394条；《金匮要略·呕吐哕下利病脉证治第十七》第15条，《金匮要略·妇人产后病脉证治第二十一》第2条、《千金》附方三物黄芩汤条文，《金匮要略·妇人杂病脉证并治第二十二》第1条。

大柴胡汤条文详见：《伤寒论》第103、136、165条；《金匮要略·腹满寒疝宿食病脉证治第十》第12条。

柴胡加芒硝汤条文详见：《伤寒论》第104条。

柴胡加龙骨牡蛎汤条文详见：《伤寒论》第107条。

柴胡桂枝汤条文详见：《伤寒论》第146条。

生姜泻心汤条文详见：《伤寒论》第157条。

黄芩加半夏生姜汤条文详见：《伤寒论》第172条；《金匮要略·呕吐哕下利病脉证治第十七》第11条。

《外台秘要》柴胡去半夏加栝楼汤条文详见：《金匮要略·疟病脉证并治第四》附方。

泽漆汤条文详见：《金匮要略·肺痿肺痈咳嗽上气病脉证并治第七》第9条。

奔豚汤条文详见：《金匮要略·奔豚气病脉证治第八》第2条。

《外台》柴胡桂枝汤条文详见：《金匮要略·腹满寒疝宿食病脉证治第十》附方。

63．黄芩配甘草

配伍述要：本对药主治少阳病证或少阳太阴合病证。黄芩苦寒，清热止利；甘草和中缓急。合用共奏清热止利，和中止痛之功。

对药经方：本对药见于《伤寒论》《金匮要略》中共19方：葛根黄芩黄连汤、小柴胡汤、柴胡加芒硝汤、柴胡桂枝汤、柴胡桂枝干姜汤、半夏泻心汤、生姜泻心汤、甘草泻心汤、黄芩汤、黄芩加半夏生姜汤、麻黄升麻汤、《外台秘要》柴胡去半夏加栝楼汤、《外台秘要》柴胡桂姜汤、大黄䗪虫丸、泽漆汤、奔豚汤、《外台》柴胡桂枝汤、黄土汤、王不留行散。

对药主治：具有清利湿热，和中止痛的功效。

对药药量

葛根黄芩黄连汤：黄芩三两、甘草二两（炙）；

小柴胡汤：黄芩三两、甘草三两（炙）；

柴胡加芒硝汤：黄芩一两、甘草一两（炙）；

柴胡桂枝汤：黄芩一两半、甘草一两（炙）；

柴胡桂枝干姜汤：黄芩三两、甘草二两（炙）；

半夏泻心汤：黄芩三两、甘草三两（炙）；

生姜泻心汤：黄芩三两、甘草三两（炙）；

甘草泻心汤：黄芩三两、甘草四两（炙）；

黄芩汤：黄芩三两、甘草二两（炙）；

黄芩加半夏生姜汤：黄芩三两、甘草二两（炙）；

麻黄升麻汤：黄芩十八铢、甘草六铢（炙）；

《外台秘要》柴胡去半夏加栝楼汤：黄芩三两、甘草三两；

《外台秘要》柴胡桂姜汤：黄芩三两、甘草二两（炙）；

大黄䗪虫丸：黄芩二两、甘草三两；

泽漆汤：黄芩三两、甘草三两；

奔豚汤：黄芩二两、甘草二两；

《外台》柴胡桂枝汤：黄芩一两半、甘草一两；

黄土汤：黄芩三两、甘草三两；

王不留行散：黄芩二分、甘草十八分。

相应条文

葛根黄芩黄连汤条文详见：《伤寒论》第34条。

小柴胡汤条文详见：《伤寒论》第37、96、97、99、100、104、144、148、229、230、231、266、279、394条；《金匮要略·呕吐哕下利病脉证治第十七》第15条，《金匮要略·妇人产后病脉证治第二十一》第2条、《千金》附方三物黄芩汤条文，《金匮要略·妇人杂病脉证并治第二十二》第1条。

柴胡加芒硝汤条文详见：《伤寒论》第104条。

柴胡桂枝汤条文详见：《伤寒论》第146条。

柴胡桂枝干姜汤条文详见：《伤寒论》第147条。

半夏泻心汤条文详见：《伤寒论》第149条；《金匮要略·呕吐哕下利病脉证治第十七》第10条。

生姜泻心汤条文详见：《伤寒论》第157条。

甘草泻心汤条文详见：《伤寒论》第158条；《金匮要略·百合狐惑阴阳毒病脉证治第三》第10条。

黄芩汤条文详见：《伤寒论》第172条。

黄芩加半夏生姜汤条文详见：《伤寒论》第172条。

麻黄升麻汤条文详见：《伤寒论》第357条。

《外台秘要》柴胡去半夏加栝楼汤条文详见：《金匮要略·疟病脉证并治第四》附方。

《外台秘要》柴胡桂姜汤条文详见：《金匮要略·疟病脉证并治第四》附方。

大黄䗪虫丸条文详见：《金匮要略·血痹虚劳病脉证并治第六》第18条。

泽漆汤条文详见：《金匮要略·肺痿肺痈咳嗽上气病脉证并治第七》第9条。

奔豚汤条文详见：《金匮要略·奔豚气病脉证治第八》第2条。

《外台》柴胡桂枝汤条文详见：《金匮要略·腹满寒疝宿食病脉证治第十》附方。

黄土汤条文详见：《金匮要略·惊悸吐衄下血胸满瘀血病脉证治第十六》第15条。

王不留行散条文详见：《金匮要略·疮痈肠痈浸淫病脉证并治第十八》第6条。

64. 黄芩配半夏

配伍述要：本对药主治少阳病证。黄芩清少阳之热；半夏辛温性燥，入脾能化饮祛痰，入胃能降逆止呕。二药配伍，有清肺化痰，燥湿降逆之功。

对药经方：本对药见于《伤寒论》《金匮要略》中共14方：小柴胡汤、大柴胡汤、柴胡加芒硝汤、柴胡加龙骨牡蛎汤、柴胡桂枝汤、半夏泻心汤、生姜泻心汤、甘草泻心汤、黄芩加半夏生姜汤、鳖甲煎丸、泽漆汤、奔豚汤、《外台》柴胡桂枝汤、《外台》黄芩汤。

对药主治：①清肺化痰；②燥湿降逆。

对药药量

小柴胡汤：黄芩三两、半夏半升（洗）；

《金匮要略》小柴胡汤：黄芩三两、半夏半斤；

大柴胡汤：黄芩三两、半夏半升（洗）；

柴胡加芒硝汤：黄芩一两、半夏二十铢（本云五枚，洗）；

柴胡加龙骨牡蛎汤：黄芩一两半、半夏二合半（洗）；

柴胡桂枝汤：黄芩一两半、半夏二合半（洗）；

半夏泻心汤：黄芩三两、半夏半升（洗）；

生姜泻心汤：黄芩三两、半夏半升（洗）；

甘草泻心汤：黄芩三两、半夏半升（洗）；

黄芩加半夏生姜汤：黄芩三两、半夏半升（洗）；

鳖甲煎丸：黄芩三分、半夏一分；

泽漆汤：黄芩三两、半夏半升；

奔豚汤：黄芩二两、半夏四两；

《外台》柴胡桂枝汤：黄芩一两半、半夏二合半；

《外台》黄芩汤：黄芩三两、半夏半升。

相应条文

小柴胡汤条文详见：《伤寒论》第37、96、97、99、100、104、144、148、229、230、231、266、279、394条；《金匮要略·呕吐哕下利病脉证治第十七》第15条，《金匮要略·妇人产后病脉证治第二十一》第2条、《千金》附方三物黄芩汤条文，《金匮要略·妇人杂病脉证并治第二十二》第1条。

大柴胡汤条文详见：《伤寒论》第103、136、165条；《金匮要略·腹满寒疝宿食病脉证治第十》第12条。

柴胡加芒硝汤条文详见：《伤寒论》第104条。

柴胡加龙骨牡蛎汤条文详见：《伤寒论》第107条。

柴胡桂枝汤条文详见：《伤寒论》第146条。

半夏泻心汤《伤寒论》条文详见：《伤寒论》第149条；《金匮要略·呕吐哕下利病脉证治第十七》第10条。

生姜泻心汤条文详见：《伤寒论》第157条。

甘草泻心汤条文详见：《伤寒论》第158条；《金匮要略·百合狐惑阴阳毒病脉证治第三》第10条。

黄芩加半夏生姜汤条文详见：《伤寒论》第172条；《金匮要略·呕吐哕下利病脉证治第十七》第11条。

鳖甲煎丸条文详见：《金匮要略·疟病脉证并治第四》第2条。

泽漆汤条文详见：《金匮要略·肺痿肺痈咳嗽上气病脉证并治第七》第9条。

奔豚汤条文详见：《金匮要略·奔豚气病脉证治第八》第2条。

《外台》柴胡桂枝汤条文详见：《金匮要略·腹满寒疝宿食病脉证治第十》附方。

《外台》黄芩汤条文详见：《金匮要略·呕吐哕下利病脉证治第十七》附方。

第四章 太阴病对药

第一节 干姜类对药

65. 干姜配当归

配伍述要：本对药主治太阴病证。干姜温中散寒，暖脾和中；当归补血活血。胡希恕先生认为，当归是强壮类的活血药，活血兼有补益的作用。干姜与当归相伍，可以达到温阳通经，散寒止痛的作用。

对药经方：本对药见于《伤寒论》中共5方：乌梅丸、麻黄升麻汤、侯氏黑散、《古今录验》续命汤、薯蓣丸。

对药主治：①厥阴半表半里阴证，见腹中冷痛，蛔厥证；②太阴里寒证，见久泻久利，脏厥等。

对药药量

乌梅丸：干姜十两、当归四两；

麻黄升麻汤：干姜六铢、当归一两一分；

侯氏黑散：干姜三分、当归三分；

《古今录验》续命汤：干姜一两、当归一两；

薯蓣丸：干姜三分、当归十分。

相应条文

乌梅丸条文详见：《伤寒论》第338条；《金匮要略·趺蹶手指臂肿转筋阴狐疝蛔虫病脉证治第十九》第8条。

麻黄升麻汤条文详见：《伤寒论》第357条。

侯氏黑散条文详见：《金匮要略·中风历节病脉证并治第五》第2条。

《古今录验》续命汤条文详见：《金匮要略·中风历节病脉证并治第五》附方。

薯蓣丸条文详见：《金匮要略·血痹虚劳病脉证并治第六》第16条。

66. 干姜配大枣

配伍述要：本对药主治太阴病证。干姜温中散寒，回阳通脉。大枣功擅补中益气，养血安神。干姜与大枣伍用，刚柔相济，益脾和中，保胃气、存津液。

对药经方：本对药见于《伤寒论》《金匮要略》中6方：半夏泻心汤、生姜泻心汤、甘草泻心汤、黄连汤、薯蓣丸、《外台》黄芩汤。

对药主治：平调寒热，临床多用于治疗半表半里证，见寒热错杂、腹冷下利等病证，多与其他药同用，相辅相成。

对药药量

半夏泻心汤：干姜三两、大枣十二枚（擘）；

生姜泻心汤：干姜一两、大枣十二枚（擘）；

甘草泻心汤：干姜三两、大枣十二枚（擘）；

黄连汤：干姜三两、大枣十二枚（擘）；

薯蓣丸：干姜三分、大枣百枚（为膏）；

《外台》黄芩汤：干姜三两、大枣十二枚。

相应条文

半夏泻心汤条文详见：《伤寒论》第149条；《金匮要略·呕吐哕下利病脉证治第十七》第10条。

生姜泻心汤条文详见：《伤寒论》第157条。

甘草泻心汤条文详见：《伤寒论》第158条；《金匮要略·百合狐惑阴阳毒病脉证治第三》第10条。

黄连汤条文详见：《伤寒论》第173条。

薯蓣丸条文详见：《金匮要略·血痹虚劳病脉证并治第六》第16条。

《外台》黄芩汤条文详见：《金匮要略·呕吐哕下利病脉证治第十七》附方。

67. 干姜配黄连

配伍述要：本对药主治太阴阳明合病证或厥阴病证。干姜辛开温散；黄连清阳明之热。二药相伍，使上下交通，阴阳得调，痞消热泻，脾气得升，是治疗邪结于心下，但满不痛之痞证的常用对药。

对药经方：本对药见于《伤寒论》《金匮要略》中6方：半夏泻心汤、生姜泻心汤、甘草泻心汤、干姜黄芩黄连人参汤、黄连汤、乌梅丸。

对药主治：平调寒热，治疗半表半里证之寒热错杂、腹冷下利等病证，旨在消痞泻热。

对药药量

半夏泻心汤：干姜三两、黄连一两；

生姜泻心汤：干姜一两、黄连一两；

甘草泻心汤：干姜三两、黄连一两；

干姜黄芩黄连人参汤：干姜三两、黄连三两；

黄连汤：干姜三两、黄连三两；

乌梅丸：干姜十两、黄连十六两。

相应条文

半夏泻心汤条文详见：《伤寒论》第149条；《金匮要略·呕吐哕下利病脉证治第十七》第10条。

生姜泻心汤条文详见：《伤寒论》第157条。

甘草泻心汤条文详见：《伤寒论》第158条；《金匮要略·百合狐惑阴阳毒病脉证治第三》第10条。

干姜黄芩黄连人参汤条文详见：《伤寒论》第359条。

黄连汤条文详见：《伤寒论》第173条。

乌梅丸条文详见：《伤寒论》第338条；《金匮要略·趺蹶手指臂肿转筋阴狐疝蛔虫病脉证治第十九》第8条。

68. 干姜配人参

配伍述要：本对药主治太阴病证。人参补脾胃、生津液；干姜温中散寒、健运脾阳，为温暖中焦之主药。两药合用，一补一温，为“辛热甘温法”的常用对药，对于阳气不足、寒从中生或外寒直中太阴之证尤为合适。胃中痼冷之证，若单用人参补益，则嫌温力不足，或有虚不受补之象；独用干姜祛寒，又虑其补力至弱，久用反致耗散。故用人参补脾胃，干姜温中焦；二药相使合用，可以保养胃气而生津液。且人参得干姜补而能行，干姜得人参则温而不过，有相辅相成之意。

对药经方：本对药见于《伤寒论》《金匮要略》中18方：茯苓四逆汤、半夏泻心汤、生姜泻心汤、桂枝人参汤、黄连汤、乌梅丸、干姜黄芩黄连人参汤、四逆加人参汤、理中丸、鳖甲煎丸、侯氏黑散、《古今录验》续命汤、薯蓣丸、人参汤、九痛丸、大建中汤、《外台》黄芩汤、干姜人参半夏丸。

对药主治：①太阴里虚寒证，见腹痛、下利、久利等；②半表半里证见胃虚，津液不足，口干口渴等症。

对药药量

茯苓四逆汤：干姜一两半、人参一两；

半夏泻心汤：干姜三两、人参三两；

生姜泻心汤：干姜一两、人参三两；

桂枝人参汤：干姜三两、人参三两；

黄连汤：干姜三两、人参二两；

乌梅丸：干姜十两、人参六两；

干姜黄芩黄连人参汤：干姜三两、人参三两；

四逆加人参汤：干姜一两半、人参一两；

理中丸：干姜三两、人参三两；

鳖甲煎丸：干姜三分、人参一分；

侯氏黑散:干姜三分、人参三分；

《古今录验》续命汤：干姜三两、人参三两；

薯蓣丸：干姜三分、人参七分；

人参汤：干姜三两、人参三两；

九痛丸：干姜一两、人参一两；

大建中汤：干姜四两、人参二两；

《外台》黄芩汤：干姜三两、人参三两；

干姜人参半夏丸：干姜一两、人参一两。

相应条文

茯苓四逆汤条文详见：《伤寒论》第69条。

半夏泻心汤条文详见：《伤寒论》第149条；《金匮要略·呕吐哕下利病脉证治第十七》第10条。

生姜泻心汤条文详见：《伤寒论》第157条。

桂枝人参汤条文详见：《伤寒论》第163条。

黄连汤条文详见：《伤寒论》第173条。

乌梅丸条文详见：《伤寒论》第338条；《金匮要略·趺蹶手指臂肿转筋阴狐疝蛔虫病脉证治第十九》第8条。

干姜黄芩黄连人参汤条文详见：《伤寒论》第359条。

四逆加人参汤条文详见：《伤寒论》第385条。

理中丸条文详见：《伤寒论》第386、396条。

鳖甲煎丸条文详见：《金匮要略·疟病脉证并治第四》第2条。

侯氏黑散条文详见：《金匮要略·中风历节病脉证并治第五》第2条。

《古今录验》续命汤条文详见：《金匮要略·中风历节病脉证并治第五》附方。

薯蓣丸条文详见：《金匮要略·血痹虚劳病脉证并治第六》第16条。

人参汤条文详见：《金匮要略·胸痹心痛短气病脉证并治第九》第5条。

九痛丸条文详见：《金匮要略·胸痹心痛短气病脉证并治第九》附方。

大建中汤条文详见：《金匮要略·腹满寒疝宿食病脉证治第十》第14条。

《外台》黄芩汤条文详见：《金匮要略·呕吐哕下利病脉证治第十七》附方。

干姜人参半夏丸条文详见：《金匮要略·妇人妊娠病脉证并治第二十》第6条。

69．干姜配黄芩

配伍述要：本对药主治少阳太阴病证或厥阴病证。干姜辛开温散；黄芩苦寒泻热，二者辛开苦降，协调升降，寒温并投，调和阴阳。辛开与苦降并进，使上下交通，阴阳得调，痞消热泄。

对药经方：本对药见于《伤寒论》《金匮要略》中11方：柴胡桂枝干姜汤、半夏泻心汤、生姜泻心汤、甘草泻心汤、麻黄升麻汤、干姜黄芩黄连人参汤、鳖甲煎丸、《外台秘要》柴胡桂姜汤、侯氏黑散、《外台》黄芩汤、王不留行散。

对药主治：①平调寒热，治疗寒热错杂、腹冷下利等病证；②适用于半表半里证，症见痞满，结胸等。

对药药量

柴胡桂枝干姜汤：干姜二两、黄芩三两；

半夏泻心汤：干姜三两、黄芩三两；

生姜泻心汤：干姜一两、黄芩三两；

甘草泻心汤：干姜三两、黄芩三两；

麻黄升麻汤：干姜六铢、黄芩十八铢；

干姜黄芩黄连人参汤：干姜三两、黄芩三两；

鳖甲煎丸：干姜三分、黄芩三分；

《外台秘要》柴胡桂姜汤：干姜二两、黄芩三两；

侯氏黑散：干姜三分、黄芩三分；

《外台》黄芩汤：干姜三两、黄芩三两；

王不留行散：干姜二分、黄芩二分。

相应条文

柴胡桂枝干姜汤条文详见：《伤寒论》第147条。

半夏泻心汤条文详见：《伤寒论》第149条；《金匮要略·呕吐哕下利病脉证治第十七》第10条。

生姜泻心汤条文详见：《伤寒论》第157条。

甘草泻心汤条文详见：《伤寒论》第158条；《金匮要略·百合狐惑阴阳毒病脉证治第三》第10条。

麻黄升麻汤条文详见：《伤寒论》第357条。

干姜黄芩黄连人参汤条文详见：《伤寒论》第359条。

鳖甲煎丸条文详见：《金匮要略·疟病脉证并治第四》第2条。

《外台秘要》柴胡桂姜汤条文详见：《金匮要略·疟病脉证并治第四》附方。

侯氏黑散条文详见：《金匮要略·中风历节病脉证并治第五》第2条。

《外台》黄芩汤条文详见：《金匮要略·呕吐哕下利病脉证治第十七》附方。

王不留行散条文详见：《金匮要略·疮痈肠痈浸淫病脉证并治第十八》第6条。

70. 干姜配甘草

配伍述要：本对药主治太阴病证。干姜主胸满，咳逆上气。甘草能缓急，而又协和诸药，使之不争，故热药得之缓其热，寒药得之缓其寒，寒热夹杂者用之得其平。二药在《伤寒论》《金匮要略》中单成一方，即甘草干姜汤，主治虚寒状态而见吐逆、腹泻；或涎唾多而小便频数，或见血证者。甘草与干姜配伍是仲景方中治疗胃虚的经典对药，干姜温胃补虚，散胃中之寒饮，甘草益胃和中，两药相伍共奏补胃气生津液之功效。

对药经方：本对药见于《伤寒论》《金匮要略》中27方：甘草干姜汤、四逆汤、茯苓四逆汤、小青龙汤、柴胡桂枝干姜汤、半夏泻心汤、生姜泻心汤、甘草泻心汤、桂枝人参汤、黄连汤、通脉四逆汤、麻黄升麻汤、四逆加人参汤、理中丸、通脉四逆加猪胆汁汤、《外台秘要》柴胡桂姜汤、风引汤、《古今录验》续命汤、薯蓣丸、人参汤、小青龙加石膏汤、甘草干姜茯苓白术汤、苓甘五味姜辛汤、桂苓五味甘草去桂加姜辛夏汤、苓甘五味加姜辛半夏杏仁汤、苓甘五味加姜辛半杏大黄汤、王不留行散。

对药主治：①太阴证，症见胃虚生水饮，腹痛、心悸、水肿等病症；②表证见胃虚水饮为患，喘咳者；③半表半里证，症见胃虚痞满者。

对药药量

甘草干姜汤：干姜二两（炮）、甘草四两（炙）；

四逆汤：干姜一两半、甘草二两（炙）；

茯苓四逆汤：干姜一两半、甘草二两（炙）；

小青龙汤：干姜三两、甘草三两（炙）；

柴胡桂枝干姜汤：干姜三两、甘草三两（炙）；

半夏泻心汤：干姜三两、甘草三两（炙）；

生姜泻心汤：干姜一两、甘草三两（炙）；

甘草泻心汤：干姜三两、甘草四两（炙）；

桂枝人参汤：干姜三两、甘草四两（炙）；

黄连汤：干姜三两、甘草三两（炙）；

通脉四逆汤：干姜三两（强人可四两）、甘草二两（炙）；

麻黄升麻汤：干姜六铢、甘草六铢（炙）；

四逆加人参汤：干姜一两半、甘草二两（炙）；

理中丸：干姜三两、甘草三两（炙）；

通脉四逆加猪胆汁汤：干姜三两（强人可四两）、甘草二两（炙）；

《外台秘要》柴胡桂姜汤：干姜二两、甘草二两（炙）；

风引汤：干姜四两、甘草二两；

《古今录验》续命汤：干姜三两、甘草三两；

薯蓣丸：干姜三分、甘草二十八分；

小青龙加石膏汤：干姜三两、甘草三两；

人参汤：干姜三两、甘草三两；

甘草干姜茯苓白术汤：干姜四两、甘草二两；

苓甘五味姜辛汤：干姜三两、甘草三两；

桂苓五味甘草去桂加姜辛夏汤：干姜二两、甘草二两；

苓甘五味加姜辛半夏杏仁汤：干姜三两、甘草三两；

苓甘五味加姜辛半杏大黄汤：干姜三两、甘草三两；

王不留行散：干姜二分、甘草十八分。

相应条文

甘草干姜汤条文详见：《伤寒论》第29、30条；《金匮要略·肺痿肺痈咳嗽上气病脉证并治第七》第5条。

四逆汤条文详见：《伤寒论》第29、30、91、92、225、323、324、353、354、372、377、388、389条；《金匮要略·呕吐哕下利病脉证治第十七》第14、36条。

茯苓四逆汤条文详见：《伤寒论》第69条。

小青龙汤条文详见：《伤寒论》第40、41条；《金匮要略·痰饮咳嗽病脉证并治第十二》第23、35条，《金匮要略·妇人杂病脉证并治第二十二》第7条。

柴胡桂枝干姜汤条文详见：《伤寒论》第147条。

半夏泻心汤条文详见：《伤寒论》第149条；《金匮要略·呕吐哕下利病脉证治第十七》第10条。

生姜泻心汤条文详见：《伤寒论》第157条。

甘草泻心汤条文详见：《伤寒论》第158条；《金匮要略·百合狐惑阴阳毒病脉证治第三》第10条。

桂枝人参汤条文详见：《伤寒论》第163条。

黄连汤条文详见：《伤寒论》第173条。

通脉四逆汤条文详见：《伤寒论》第317、370条。

麻黄升麻汤条文详见：《伤寒论》第357条。

四逆加人参汤条文详见：《伤寒论》第385条。

理中丸条文详见：《伤寒论》第386、396条。

通脉四逆加猪胆汤条文详见：《伤寒论》第390条。

《外台秘要》柴胡桂姜汤条文详见：《金匮要略·疟病脉证并治第四》附方。

风引汤条文详见：《金匮要略·中风历节病脉证并治第五》第3条。

《古今录验》续命汤条文详见：《金匮要略·中风历节病脉证并治第五》附方。

薯蓣丸条文详见：《金匮要略·血痹虚劳病脉证并治第六》第16条。

小青龙加石膏汤条文详见：《金匮要略·肺痿肺痈咳嗽上气病脉证并治第七》第14条。

人参汤条文详见：《金匮要略·胸痹心痛短气病脉证并治第九》第5条。

甘草干姜茯苓白术汤条文详见：《金匮要略·腹满寒疝宿食病脉证治第十一》第16条。

苓甘五味姜辛汤条文详见：《金匮要略·痰饮咳嗽病脉证并治第十二》第37条。

桂苓五味甘草去桂加姜辛夏汤条文详见：《金匮要略·痰饮咳嗽病脉证并治第十二》第38条。

苓甘五味加姜辛半夏杏仁汤条文详见：《金匮要略·痰饮咳嗽病脉证并治第十二》第39条。

苓甘五味加姜辛半杏大黄汤条文详见：《金匮要略·痰饮咳嗽病脉证并治第十二》第40条。

王不留行散条文详见：《金匮要略·疮痈肠痈浸淫病脉证并治第十八》第6条。

71. 干姜配五味子

配伍述要：本对药主治太阴病证。干姜温中散寒，回阳通脉，温肺化饮；五味子主治寒饮咳嗽，咳逆而冒。干姜与五味子相伍，更增温化饮邪之效。

对药经方：本对药见于《伤寒论》《金匮要略》中7方：小青龙汤、厚朴麻黄汤、小青龙加石膏汤、苓甘五味姜辛汤、桂苓五味甘草去桂加姜辛夏汤、苓甘五味加姜辛半夏杏仁汤、苓甘五味加姜辛半杏大黄汤。

对药主治：表寒胃虚之水饮为患，症见喘咳、心悸、小便不利者。

对药药量

小青龙汤：干姜三两、五味子半升；

厚朴麻黄汤：干姜二两、五味子半升；

小青龙汤加石膏汤：干姜三两、五味子半升；

苓甘五味姜辛汤：干姜三两、五味子半升；

桂苓五味甘草去桂加姜辛夏汤：干姜二两、五味子半升；

苓甘五味加姜辛半夏杏仁汤：干姜三两、五味子半升；

苓甘五味加姜辛半杏大黄汤：干姜三两、五味子半升。

相应条文

小青龙汤条文详见：《伤寒论》第40、41条；《金匮要略·痰饮咳嗽病脉证并治第十二》第23、35条，《金匮要略·妇人杂病脉证并治第二十二》第7条。

厚朴麻黄汤条文详见：《金匮要略·肺痿肺痈咳嗽上气病脉证并治第七》第8条。

小青龙加石膏汤条文详见：《金匮要略·肺痿肺痈咳嗽上气病脉证并治第七》第14条。

苓甘五味姜辛汤条文详见：《金匮要略·痰饮咳嗽病脉证并治第十二》第37条。

桂苓五味甘草去桂加姜辛夏汤条文详见：《金匮要略·痰饮咳嗽病脉证并治第十二》第38条。

苓甘五味加姜辛半夏杏仁汤条文详见：《金匮要略·痰饮咳嗽病脉证并治第十二》第39条。

苓甘五味加姜辛半杏大黄汤条文详见：《金匮要略·痰饮咳嗽病脉证并治第十二》第40条。

72. 干姜配半夏

配伍述要：本对药主治太阴病证。半夏辛开温通，降而不升，既能燥湿祛痰降逆，又能宽中散结消痞。干姜辛散温通，既能温脾祛寒化饮，又能温肺散寒祛痰。二药在《金匮要略》中单成一方，即半夏干姜散，主治干呕吐逆，吐涎沫。两药相合，相须为用，辛以开痰饮之结滞，温以助脾阳之不足，共奏温脾散寒、开结消痞、祛痰化饮之功。

对药经方：本对药见于《伤寒论》《金匮要略》中共14方：小青龙汤、半夏泻心汤、生姜泻心汤、甘草泻心汤、黄连汤、鳖甲煎丸、厚朴麻黄汤、小青龙加石膏汤、桂苓五味甘草去桂加姜辛夏汤、苓甘五味加姜辛半夏杏仁汤、苓甘五味加姜辛半杏大黄汤、半夏干姜散、《外台》黄芩汤、干姜人参半夏丸。

对药主治：①主治脾胃虚寒所致的干呕、吐逆、吐涎沫诸症；②用于治疗脾阳不足、胃内停饮所致的呕吐；③用于治疗脾肺虚寒、痰浊内生所致的咳喘。

对药药量

小青龙汤：干姜三两、半夏半升（洗）；

半夏泻心汤：干姜三两、半夏半升（洗）；

生姜泻心汤：干姜一两、半夏半升（洗）；

甘草泻心汤：干姜三两、半夏半升（洗）；

黄连汤：干姜三两、半夏半升（洗）；

鳖甲煎丸：干姜三分、半夏一分；

厚朴麻黄汤：干姜二两、半夏半升；

小青龙加石膏汤：干姜三两、半夏半升；

桂苓五味甘草去桂加姜辛夏汤：干姜二两、半夏半升；

苓甘五味加姜辛半夏杏仁汤：干姜三两、半夏半升；

苓甘五味加姜辛半杏大黄汤：干姜三两、半夏半升；

半夏干姜散用法用量：干姜、半夏各等分；

《外台》黄芩汤：干姜三两、半夏半升；

干姜人参半夏丸用法用量：干姜一两、半夏二两。

相应条文

小青龙汤条文详见：《伤寒论》第40、41条；《金匮要略·痰饮咳嗽病脉证并治第十二》第23、35条；《金匮要略·妇人杂病脉证并治第二十二》第7条。

半夏泻心汤条文详见：《伤寒论》第149条；《金匮要略·呕吐哕下利病脉证治第十七》第10条。

生姜泻心汤条文详见：《伤寒论》第157条。

甘草泻心汤条文详见：《伤寒论》第158条；《金匮要略·百合狐惑阴阳毒病脉证治第三》第10条。

黄连汤条文详见：《伤寒论》第173条。

鳖甲煎丸条文详见：《金匮要略·疟病脉证并治第四》第2条。

厚朴麻黄汤条文详见：《金匮要略·肺痿肺痈咳嗽上气病脉证并治第七》第8条。

小青龙加石膏汤条文详见：《金匮要略·肺痿肺痈咳嗽上气病脉证并治第七》第14条。

桂苓五味甘草去桂加姜辛夏汤条文详见：《金匮要略·痰饮咳嗽病脉证并治第十二》第38条。

苓甘五味加姜辛半夏杏仁汤条文详见：《金匮要略·痰饮咳嗽病脉证并治第十二》第39条。

苓甘五味加姜辛半杏大黄汤条文详见：《金匮要略·痰饮咳嗽病脉证并治第十二》第40条。

半夏干姜散条文详见：《金匮要略·呕吐哕下利病脉证治第十七》第20条。

《外台》黄芩汤条文详见：《金匮要略·呕吐哕下利病脉证治第十七》附方。

干姜人参半夏丸条文详见：《金匮要略·妇人妊娠病脉证并治第二十》第6条。

第二节　人参类对药

73. 人参配桂枝

配伍述要：本对药主治太阳太阴合病证。桂枝解肌发表，开腠散邪，补中，利水，降冲逆；人参补中益气，健胃扶正，生津止渴，主治心下痞。胡希恕先生认为，心下痞是适用人参的主要指征。表未解而又伤津液致胃虚之痞满、身疼，桂枝与人参相互为用，共奏健胃扶正之功，人参既可助桂枝祛在表之寒邪，又可补中益气以除心下之痞满。二者相辅相成，可治太阳太阴合病之体痛、心下痞等。

对药经方：本对药见于《伤寒论》《金匮要略》中17方：桂枝加芍药生姜各一两人参三两新加汤、柴胡加龙骨牡蛎汤、柴胡桂枝汤、桂枝人参汤、黄连汤、炙甘草汤、乌梅丸、侯氏黑散、鳖甲煎丸、《古今录验》续命汤、薯蓣丸、泽漆汤、木防己汤、木防己去石膏加茯苓芒硝汤、《外台》黄芩汤、竹叶汤、温经汤。

对药主治：①胡希恕先生认为心下痞就是人参证，从而可以治疗胃气虚而见心下痞硬者；②素体阳虚，外感风寒者，以热轻寒重，头痛无汗，倦怠嗜卧，语言低微，脉浮大无力为主症；③太阳太阴合病之汗出身痛不解、脉沉迟者。

对药药量

桂枝加芍药生姜各一两人参三两新加汤：人参三两、桂枝三两（去皮）；

柴胡加龙骨牡蛎汤：人参一两半、桂枝一两半（去皮）；

柴胡桂枝汤：人参一两半、桂枝一两半（去皮）；

桂枝人参汤：人参三两、桂枝四两（去皮）；

黄连汤：人参二两、桂枝三两（去皮）；

炙甘草汤：人参二两、桂枝三两（去皮）；

乌梅丸：人参六两、桂枝六两（去皮）；

鳖甲煎丸：人参一分、桂枝三分；

侯氏黑散：人参三分、桂枝三分；

《古今录验》续命汤：人参三两、桂枝三两；

薯蓣丸：人参七分、桂枝十分；

泽漆汤：人参三两、桂枝三两；

《外台》柴胡桂枝汤：人参一两半、桂枝一两半；

木防己汤：人参四两、桂枝二两；

木防己去石膏加茯苓芒硝汤：人参四两、桂枝二两；

《外台》黄芩汤：人参三两、桂枝四两；

竹叶汤：人参一两、桂枝一两；

温经汤：人参二两、桂枝二两。

相应条文

桂枝加芍药生姜各一两人参三两新加汤条文详见：《伤寒论》第62条。

柴胡加龙骨牡蛎汤条文详见：《伤寒论》第107条。

柴胡桂枝汤条文详见：《伤寒论》第146条。

桂枝人参汤条文详见：《伤寒论》第163条。

黄连汤条文详见：《伤寒论》第173条。

炙甘草汤主条文详见：《伤寒论》第177条；《金匮要略·血痹虚劳病脉证并治第六》附方。

乌梅丸条文详见：《伤寒论》第338条；《金匮要略·趺蹶手指臂肿转筋阴狐疝蛔虫病脉证治第十九》第8条。

侯氏黑散条文详见：《金匮要略·中风历节病脉证并治第五》第2条。

鳖甲煎丸条文详见：《金匮要略·疟病脉证并治第四》第2条。

《古今录验》续命汤条文详见：《金匮要略·中风历节病脉证并治第五》附方。

薯蓣丸条文详见：《金匮要略 · 血痹虚劳病脉证并治第六》第16条。

泽漆汤条文详见：《金匮要略 · 肺痿肺痈咳嗽上气病脉证并治第七》第9条。

木防己汤条文详见：《金匮要略 · 痰饮咳嗽病脉证并治第十二》第24条。

木防己去石膏加茯苓芒硝汤条文详见：《金匮要略 · 痰饮咳嗽病脉证并治第十二》第24条。

《外台》黄芩汤条文详见：《金匮要略 · 呕吐哕下利病脉证治第十七》附方。

竹叶汤条文详见：《金匮要略 · 妇人产后病脉证治第二十一》第9条。

温经汤条文详见：《金匮要略 · 妇人杂病脉证并治第二十二》第9条。

74. 人参配黄连

配伍述要：本对药主治太阴阳明合病证。人参为治胃虚之要药，功在扶正健脾；黄连治在清热燥湿，可厚肠止利。黄连苦寒，容易伤及阳气而导致脾胃虚弱，故人参与黄连配伍，攻补兼施，祛邪不伤中气。

对药经方：本对药见于《伤寒论》《金匮要略》中6方：半夏泻心汤、生姜泻心汤、甘草泻心汤、黄连汤、乌梅丸、干姜黄芩黄连人参汤。

对药主治：①痞证；②寒热错杂证。

对药药量

半夏泻心汤：人参三两、黄连一两；

生姜泻心汤：人参三两、黄连一两；

甘草泻心汤：人参三两、黄连一两；

黄连汤：人参二两、黄连三两；

乌梅丸：人参六两、黄连十六两；

干姜黄芩黄连人参汤：人参二两、黄连三两。

相应条文

半夏泻心汤条文详见：《伤寒论》第149条；《金匮要略 · 呕吐哕下利病脉证治第十七》第10条。

生姜泻心汤条文详见：《伤寒论》第157条。

甘草泻心汤条文详见：《伤寒论》第158条；《金匮要略 · 百合狐惑阴阳毒病脉证治第三》第10条。

黄连汤条文详见：《伤寒论》第173条。

乌梅丸条文详见：《伤寒论》第338条；《金匮要略 · 趺蹶手指臂肿转筋阴狐疝蛔虫病脉证治第十九》第8条。

干姜黄芩黄连人参汤条文详见：《伤寒论》第359条。

75. 人参配大枣

配伍述要：本对药主治太阴病证。人参补脾益肺，生津养血，安神益智；大枣补中益气，养血安神。人参与大枣配伍，可调补气血，二者相伍有益气养血安神之效。

对药经方：本对药见于《伤寒论》《金匮要略》中20方：小柴胡汤、桂枝加芍药生姜各一两人参三两新加汤、柴胡加芒硝汤、柴胡加龙骨牡蛎汤、柴胡桂枝汤、半夏泻心汤、生姜泻心汤、甘草泻心汤、旋覆代赭汤、黄连汤、炙甘草汤、吴茱萸汤、《外台秘要》柴胡去半夏加栝楼汤、薯蓣丸、麦门冬汤、《千金》甘草汤、《外台》柴胡桂枝汤、橘皮竹茹汤、《外台》黄芩汤、竹叶汤。

对药主治：①气血虚弱证；②气津两伤证。

对药药量

小柴胡汤：人参三两、大枣十二枚（擘）；

桂枝加芍药生姜各一两人参三两新加汤：人参三两、大枣十二枚（擘）；

柴胡加芒硝汤：人参一两、大枣四枚（擘）；

柴胡加龙骨牡蛎汤：人参一两半、大枣六枚（擘）；

柴胡桂枝汤：人参一两半、大枣六枚（擘）；

半夏泻心汤：人参三两、大枣十二枚（擘）；

生姜泻心汤：人参三两、大枣十二枚（擘）；

甘草泻心汤：人参三两、大枣十二枚（擘）；

旋覆代赭汤：人参二两、大枣十二枚（擘）；

黄连汤：人参二两、大枣十二枚（擘）；

炙甘草汤：人参二两、大枣三十枚（擘）；

吴茱萸汤：人参三两、大枣十二枚（擘）；

《外台秘要》柴胡去半夏加栝楼汤：人参三两、大枣十二枚；

薯蓣丸：人参七分、大枣百枚（为膏）；

麦门冬汤；人参三两、大枣十二枚；

《千金》甘草汤：人参三两、大枣十五枚；

《外台》柴胡桂枝汤：人参一两半、大枣六枚；

橘皮竹茹汤：人参一两、大枣三十枚；

《外台》黄芩汤：人参三两、大枣十二枚；

竹叶汤：人参一两、大枣十五枚。

相应条文

小柴胡汤条文详见：《伤寒论》第37、96、97、99、100、104、144、

148、229、230、231、266、279、394条；《金匮要略·呕吐哕下利病脉证治第十七》第15条，《金匮要略·妇人产后病脉证治第二十一》第2条、《千金》附方三物黄芩汤条文，《金匮要略·妇人杂病脉证并治第二十二》第1条。

桂枝加芍药生姜各一两人参三两新加汤条文详见：《伤寒论》第62条。

柴胡加芒硝汤条文详见：《伤寒论》第104条。

柴胡加龙骨牡蛎汤条文详见：《伤寒论》第107条。

柴胡桂枝汤条文详见：《伤寒论》第146条。

半夏泻心汤条文详见：《伤寒论》第149条；《金匮要略·呕吐哕下利病脉证治第十七》第10条。

生姜泻心汤条文详见：《伤寒论》第157条。

甘草泻心汤条文详见：《伤寒论》第158条；《金匮要略·百合狐惑阴阳毒病脉证治第三》第10条。

旋覆代赭汤条文详见：《伤寒论》第161条。

黄连汤条文详见：《伤寒论》第173条。

炙甘草汤主条文详见：《伤寒论》第177条；《金匮要略·血痹虚劳病脉证并治第六》附方。

吴茱萸汤条文详见：《伤寒论》第243、309、378条。

《外台秘要》柴胡去半夏加栝楼汤条文详见：《金匮要略·疟病脉证并治第四》附方。

薯蓣丸条文详见：《金匮要略·血痹虚劳病脉证并治第六》第16条。

麦门冬汤条文详见：《金匮要略·肺痿肺痈咳嗽上气病脉证并治第七》第10条。

《千金》甘草汤条文详见：《金匮要略·肺痿肺痈咳嗽上气病脉证并治第七》附方。

《外台》柴胡桂枝汤条文详见：《金匮要略·腹满寒疝宿食病脉证治第十》附方。

橘皮竹茹汤条文详见：《金匮要略·呕吐哕下利病脉证治第十七》第23条。

《外台》黄芩汤条文详见：《金匮要略·呕吐哕下利病脉证治第十七》附方。

竹叶汤条文详见：《金匮要略·妇人产后病脉证治第二十一》第9条。

76．人参配当归

配伍述要：本对药主治太阴病证。人参扶正祛邪，健胃生津；当归补血活血，二者合用可治津血虚证。人参配伍当归组成益气、补血、活血之对药，气血双补，使“气行而血因以活”“气行则血行”。

对药经方：本对药见于《伤寒论》《金匮要略》中5方：乌梅丸、侯氏黑散、《古今录验》续命汤、薯蓣丸、温经汤。

对药主治：①骤然出血而致自汗频频，气短脉微；②心气不足，心血瘀滞之心悸，胸闷胸痛，甚则面唇、指甲青紫；③气血两虚之头晕心悸、失眠、健忘、舌淡脉细。

对药药量

乌梅丸：人参六两、当归四两；

侯氏黑散：人参三分、当归三分；

《古今录验》续命汤：人参三两、当归三两；

薯蓣丸：人参七分、当归十分；

温经汤：人参二两、当归二两。

相应条文

乌梅丸条文详见：《伤寒论》第338条；《金匮要略·趺蹶手指臂肿转筋阴狐疝蛔虫病脉证治第十九》第8条。

侯氏黑散条文详见：《金匮要略·中风历节病脉证并治第五》第2条。

《古今录验》续命汤条文详见：《金匮要略·中风历节病脉证并治第五》附方。

薯蓣丸条文详见：《金匮要略·血痹虚劳病脉证并治第六》第16条。

温经汤条文详见：《金匮要略·妇人杂病脉证并治第二十二》第9条。

77. 人参配生姜

配伍述要：本对药主治太阴病证。人参健胃生津液，治疗胃虚证；生姜温中降逆止呕。二者共同点均在治胃。呕之原因在于胃气虚，客气上逆，而人参正可补益胃气之虚，胃气之虚得补则客气上逆之本得以安抚；生姜善降胃气之逆而治呕吐，人参与生姜为对药，胃气上逆之标本均得以解除，而达益胃止呕之功效，二药配伍可以温中散寒、补益中气。

对药经方：本对药见于《伤寒论》《金匮要略》中16方：小柴胡汤、桂枝加芍药生姜各一两人参三两新加汤、厚朴生姜半夏甘草人参汤、柴胡加芒硝汤、柴胡加龙骨牡蛎汤、柴胡桂枝汤、生姜泻心汤、旋覆代赭汤、炙甘草汤、吴茱萸汤、《外台秘要》柴胡去半夏加栝楼汤、泽漆汤、《千金》生姜甘草汤、《外台》茯苓饮、橘皮竹茹汤、竹叶汤、温经汤。

对药主治：①胃虚证，如胃气上逆所致呕吐；②发汗过多而伤及津液所致胃虚而渴者。

对药药量

小柴胡汤：人参三两、生姜三两（切）；

桂枝加芍药生姜各一两人参三两新加汤：人参三两、生姜四两；

厚朴生姜半夏甘草人参汤：人参一两、生姜半斤（切）；

柴胡加芒硝汤：人参一两、生姜一两（切）；

柴胡加龙骨牡蛎汤：人参一两半、生姜一两半（切）；

柴胡桂枝汤：人参一两半、生姜一两半（切）；

生姜泻心汤：人参三两、生姜四两（切）；

旋覆代赭汤：人参二两、生姜五两；

炙甘草汤：人参二两、生姜三两（切）；

吴茱萸汤：人参三两、生姜六两（切）；

《外台秘要》柴胡去半夏加栝楼汤：人参三两、生姜三两；

泽漆汤：人参三两、生姜五两；

《千金》生姜甘草汤：人参三两、生姜五两；

《外台》茯苓饮：人参三两、生姜四两；

橘皮竹茹汤：人参一两、生姜半斤；

竹叶汤：人参一两、生姜五两；

温经汤：人参二两、生姜二两。

相应条文

小柴胡汤条文详见：《伤寒论》第37、96、97、99、100、104、144、148、229、230、231、266、279、394条；《金匮要略·呕吐哕下利病脉证治第十七》第15条、《金匮要略·妇人产后病脉证治第二十一》第2条、《千金》附方三物黄芩汤条文、《金匮要略·妇人杂病脉证并治第二十二》第1条。

桂枝加芍药生姜各一两人参三两新加汤条文详见：《伤寒论》第62条。

厚朴生姜半夏甘草人参汤条文详见：《伤寒论》第66条。

柴胡加芒硝汤条文详见：《伤寒论》第104条。

柴胡加龙骨牡蛎汤条文详见：《伤寒论》第107条。

柴胡桂枝汤条文详见：《伤寒论》第146条。

生姜泻心汤条文详见：《伤寒论》第157条。

旋覆代赭汤条文详见：《伤寒论》第161条。

炙甘草汤主条文详见：《伤寒论》第177条；《金匮要略·血痹虚劳病脉证并治第六》附方。

吴茱萸汤条文详见：《伤寒论》第243、309、378条。

《外台秘要》柴胡去半夏加栝楼汤条文详见：《金匮要略·疟病脉证并治第四》附方。

泽漆汤条文详见：《金匮要略·肺痿肺痈咳嗽上气病脉证并治第七》第9条。

《千金》生姜甘草汤条文详见：《金匮要略·肺痿肺痈咳嗽上气病脉证并治第七》附方。

《外台》茯苓饮条文详见：《金匮要略·痰饮咳嗽病脉证并治第十二》附方。

橘皮竹茹汤条文详见：《金匮要略·呕吐哕下利病脉证治第十七》第23条。

竹叶汤条文详见：《金匮要略·妇人产后病脉证治第二十一》第9条。

温经汤条文详见：《金匮要略·妇人杂病脉证并治第二十二》第9条。

78. 人参配白术

配伍述要：本对药主治太阴病证。人参补气固脱，益气以健脾，白术燥湿利水，健脾以益气，人参治疗重在补气，白术治疗重在健脾，《本草求真》：白术缘何专补脾气？盖以脾苦湿，急食苦以燥之，脾欲缓，急食甘以缓之；白术味苦而甘，既能燥湿实脾，复能缓脾生津。且其性最温，服则能以健食消谷，为脾脏补气第一要药也。人参配白术，既能增加健脾的作用，又能增强补气的效果。

对药经方：本对药见于《伤寒论》《金匮要略》中7方：桂枝人参汤、附子汤、理中丸、侯氏黑散、薯蓣丸、人参汤、《外台》茯苓饮。

对药主治：胃虚生废水而产生的痰饮等症。

对药药量

桂枝人参汤：人参三两、白术三两；

附子汤：人参二两、白术四两；

理中丸：人参三两、白术三两；

侯氏黑散：人参三分、白术十分；

薯蓣丸：人参七分、白术六分；

人参汤：人参三两、白术三两；

《外台》茯苓饮：人参三两、白术三两。

相应条文

桂枝人参汤条文详见：《伤寒论》第163条。

附子汤条文详见：《伤寒论》第304、305条；《金匮要略·妇人妊娠病脉证并治第二十》第3条。

理中丸条文详见：《伤寒论》第386、396条。

侯氏黑散条文详见：《金匮要略·中风历节病脉证并治第五》第2条。
薯蓣丸条文详见：《金匮要略·血痹虚劳病脉证并治第六》第16条。
人参汤条文详见：《金匮要略·胸痹心痛短气病脉证并治第九》第5条。
《外台》茯苓饮条文详见：《金匮要略·痰饮咳嗽病脉证并治第十二》附方。

79. 人参配半夏

配伍述要：本对药主治太阴病证。人参可健脾益气，半夏可化痰止咳，半夏和人参配伍可健脾化痰。

对药经方：本对药见于《伤寒论》《金匮要略》中18方：厚朴生姜半夏甘草人参汤、小柴胡汤、柴胡加芒硝汤、柴胡加龙骨牡蛎汤、柴胡桂枝汤、半夏泻心汤、生姜泻心汤、甘草泻心汤、旋覆代赭汤、黄连汤、竹叶石膏汤、鳖甲煎丸、麦门冬汤、泽漆汤、大半夏汤、《外台》黄芩汤、干姜人参半夏丸、温经汤。

对药主治：①霍乱逆满；②心下痞塞。

对药药量

小柴胡汤：人参三两、半夏半升（洗）；
厚朴生姜半夏甘草人参汤：人参一两、半夏半升（洗）；
柴胡加芒硝汤：人参一两、半夏二十铢（洗）；
柴胡加龙骨牡蛎汤：人参一两半、半夏二合半（洗）；
柴胡桂枝汤：人参一两半、半夏二合半（洗）；
半夏泻心汤：人参三两、半夏半升（洗）；
生姜泻心汤：人参三两、半夏半升（洗）；
甘草泻心汤：人参三两、半夏半升（洗）；
旋覆代赭汤；人参二两、半夏半升（洗）；
黄连汤：人参二两、半夏半升（洗）；
竹叶石膏汤：人参二两、半夏半升（洗）；
鳖甲煎丸：人参一分、半夏一分；
麦门冬汤：人参三两、半夏一升；
泽漆汤：人参三两、半夏半升；
大半夏汤：人参三两、半夏二升（洗）；
《外台》黄芩汤：人参三两、半夏半升；
干姜人参半夏丸；人参一两、半夏二两；
温经汤：人参二两、半夏半升。

相应条文

小柴胡汤条文详见：《伤寒论》第37、96、97、99、100、104、144、148、229、230、231、266、279、394条；《金匮要略·呕吐哕下利病脉证治第十七》第15条、《金匮要略·妇人产后病脉证治第二十一》第2条、《千金》附方三物黄芩汤条文、《金匮要略·妇人杂病脉证并治第二十二》第1条。

厚朴生姜半夏甘草人参汤条文详见：《伤寒论》第66条。

柴胡加芒硝汤条文详见：《伤寒论》第104条。

柴胡加龙骨牡蛎汤条文详见：《伤寒论》第107条。

柴胡桂枝汤条文详见：《伤寒论》第146条。

半夏泻心汤条文详见：《伤寒论》第149条；《金匮要略·呕吐哕下利病脉证治第十七》第10条。

生姜泻心汤条文详见：《伤寒论》第157条。

甘草泻心汤条文详见：《伤寒论》第158条；《金匮要略·百合狐惑阴阳毒病脉证治第三》第10条。

旋覆代赭汤条文详见：《伤寒论》第161条。

黄连汤条文详见：《伤寒论》第173条。

竹叶石膏汤条文详见：《伤寒论》第397条。

鳖甲煎丸条文详见：《金匮要略·疟病脉证并治第四》第2条。

麦门冬汤条文详见：《金匮要略·肺痿肺痈咳嗽上气病脉证并治第七》第10条。

泽漆汤条文详见：《金匮要略·肺痿肺痈咳嗽上气病脉证并治第七》第9条。

大半夏汤条文详见：《金匮要略·呕吐哕下利病脉证治第十七》第16条。

《外台》黄芩汤条文详见：《金匮要略·呕吐哕下利病脉证治第十七》附方。

干姜人参半夏丸条文详见：《金匮要略·妇人妊娠病脉证并治第二十》第6条。

温经汤条文详见：《金匮要略·妇人杂病脉证并治第二十二》第9条。

80. 人参配附子

配伍述要：本对药主治太阴、厥阴病证。附子散寒，止痛。人参味甘微苦，微温，大补元气，复脉固脱，生津养血，安神益智。附子善温阳散寒，具有回阳救逆作用。人参善补元气，具有益气救脱作用。二药配伍，互补协调，补益元气，回阳固脱，附子得人参则回阳而无燥热伤阴之弊，人参得附子则补气而兼温里之功。

对药经方：本对药见于《伤寒论》《金匮要略》中6方：茯苓四逆汤、附子汤、乌梅丸、四逆加人参汤、九痛丸、竹叶汤。

对药主治：①太阴证见畏寒喜暖、四肢厥冷、大便溏稀、小便清长；②少阴证，脉微欲绝，下利清谷等症。

对药药量

茯苓四逆汤：人参一两、附子一枚（生用，去皮，破八片）；

附子汤：人参二两、附子二枚（炮，去皮，破八片）；

乌梅丸：人参六两、附子六两（炮，去皮）；

四逆加人参汤：人参一两、附子一枚（生用，去皮，破八片）；

九痛丸：人参一两、附子三两（炮）；

竹叶汤：人参一两、附子一枚（炮）。

相应条文

茯苓四逆汤条文详见：《伤寒论》第69条。

附子汤条文详见：《伤寒论》第304、305条；《金匮要略·妇人妊娠病脉证并治第二十》第3条。

乌梅丸条文详见：《伤寒论》第338条；《金匮要略·趺蹶手指臂肿转筋阴狐疝蛔虫病脉证治第十九》第8条。

四逆加人参汤条文详见：《伤寒论》第385条。

九痛丸条文详见《金匮要略·胸痹心痛短气病脉证并治第九》附方。

竹叶汤条文详见：《金匮要略·妇人产后病脉证治第二十一》第9条。

第三节　其他类对药

81．茯苓配白术

配伍述要：本对药主治太阴病证。茯苓渗湿利水，止心悸动，安神定志。白术益气健脾，燥湿利水，止汗，安胎。茯苓配白术，渗湿利尿，治疗眩晕、神经症效果甚好。

对药经方：本对药见于《伤寒论》《金匮要略》中14方：桂枝去桂加茯苓白术汤、茯苓桂枝白术甘草汤、五苓散、真武汤、附子汤、麻黄升麻汤、侯氏黑散、薯蓣丸、甘草干姜茯苓白术汤、茯苓泽泻汤、《外台》茯苓饮、当归芍药散、茯苓戎盐汤、猪苓散。

对药主治：①烦躁、心悸等神经症症状、失眠；②停水所致眩晕。

对药药量

桂枝去桂加茯苓白术汤：茯苓三两、白术三两；

苓桂术甘汤：茯苓四两、白术二两；

五苓散：茯苓十八铢、白术十八铢；

真武汤：茯苓三两、白术二两；

附子汤：茯苓三两、白术四两；

麻黄升麻汤：茯苓六铢、白术六铢；

侯氏黑散：茯苓三分、白术十分；

薯蓣丸：茯苓五分、白术六分；

甘草干姜茯苓白术汤：茯苓四两、白术二两；

茯苓泽泻汤：茯苓半斤、白术三两；

《外台》茯苓饮：茯苓三两、白术三两；

当归芍药散：茯苓四两、白术四两；

茯苓戎盐汤：茯苓半斤、白术二两；

猪苓散：茯苓一两、白术一两。

相应条文

桂枝去桂加茯苓白术汤条文详见：《伤寒论》第28条。

茯苓桂枝白术甘草汤条文详见：《伤寒论》第67条；《金匮要略·痰饮咳嗽病脉证并治第十二》第16、17条。

五苓散条文详见：《伤寒论》第71、72、73、74、141、156、244、386条；《金匮要略·痰饮咳嗽病脉证并治第十二》第31条，《金匮要略·消渴小便不利淋病脉证并治第十三》第4、5条。

真武汤条文详见：《伤寒论》第82、316条。

附子汤条文详见：《伤寒论》第304、305条；《金匮要略·妇人妊娠病脉证并治第二十》第3条。

麻黄升麻汤条文详见：《伤寒论》第357条。

侯氏黑散条文详见：《金匮要略·中风历节病脉证并治第五》第2条。

薯蓣丸条文详见：《金匮要略·血痹虚劳病脉证并治第六》第16条。

甘草干姜茯苓白术汤条文详见：《金匮要略·腹满寒疝宿食病脉证治第十一》第16条。

茯苓泽泻汤条文详见：《金匮要略·呕吐哕下利病脉证治第十七》第20条。

《外台》茯苓饮条文详见：《金匮要略·痰饮咳嗽病脉证并治第十二》附方。

当归芍药散条文详见：《金匮要略·妇人妊娠病脉证并治第二十》第5条，

《金匮要略·妇人杂病脉证并治第二十二》第17条。

茯苓戎盐汤条文详见：《金匮要略·消渴小便不利淋病脉证并治第十三》第11条。

猪苓散条文详见：《金匮要略·呕吐哕下利病脉证治第十七》第13条。

82. 茯苓配猪苓

配伍述要：本对药主治太阴病证。茯苓走气分，淡渗利湿，益脾宁心，兼有补益之性；能渗湿利水，止心悸动，安神定志。猪苓入血分下降，利水之力大于茯苓，但无补益之性；能解热祛湿、消肿、止渴、缓和凉性药物。茯苓善去脾经水湿，猪苓长于去胃经水湿，两药配伍，利水渗湿，扶正祛邪兼顾，主治脾胃水停之水肿、水泻等症。正如《本草备要》所云：行水利窍，与茯苓同而不补。茯苓配伍猪苓，相须为用，以增强利水渗湿之功，且具利而不伤正之特点。主治水湿内停所致诸症，如尿少水肿，泄泻便溏，淋浊带下等。茯苓得猪苓，利水除湿之力倍增，猪苓得茯苓，利水而不伤脾气。五苓散用两药配对治疗水蓄下焦，气化不行之蓄水证，猪苓汤用两药配对治疗阳明津伤水热互结证，均发挥其渗湿利水之功。

对药经方：本对药见于《伤寒论》《金匮要略》中3方：五苓散、猪苓汤、猪苓散。

对药主治：水湿内停所致诸症：①尿少水肿，泄泻便溏，淋浊带下；②小便不利、尿血而渴欲饮水等。

对药药量

五苓散：茯苓十八铢、猪苓十八铢（去皮）；

猪苓汤：茯苓一两、猪苓一两（去皮）；

猪苓散：茯苓、猪苓各等分。

相应条文

五苓散条文详见：《伤寒论》第71、72、73、74、141、156、244、386条；《金匮要略·痰饮咳嗽病脉证并治第十二》第31条，《金匮要略·消渴小便不利淋病脉证并治第十三》第4、5条。

猪苓汤条文详见：《伤寒论》第223、224、319条；《金匮要略·脏腑经络先后病脉证第一》第17条，《金匮要略·消渴小便不利淋病脉证并治第十三》第13条。

猪苓散条文详见：《金匮要略·呕吐哕下利病脉证治第十七》第13条。

83. 茯苓配泽泻

配伍述要：本对药主治太阴阳明合病证。茯苓渗湿利水，止心悸动，安神定志。泽泻能祛湿邪而生新水，去湿热消渴。主要作用为利湿、利水、清热止渴。茯苓有补有泻，而泽泻则有泻无补。茯苓配伍泽泻，利水作用加强，使水道畅通无阻，则小便自利，气分水湿热除则肿消、泄止。二者相配，主治水湿内停所致水肿、泄泻、小便不利。

对药经方：本对药见于《伤寒论》《金匮要略》中6方：五苓散、猪苓汤、崔氏八味丸、茯苓泽泻汤、当归芍药散、肾气丸。

对药主治：①水饮内停之小便不利证；②内分泌失调、动脉硬化、高血压病等病伴有心下停饮和小便不利者；③惊邪、恐悸，心下结痛证；④水饮内停有里热而口渴者。

对药药量

五苓散：茯苓十八铢、泽泻一两六铢；

猪苓汤：茯苓一两、泽泻一两；

崔氏八味丸：茯苓三两、泽泻三两；

茯苓泽泻汤：茯苓半斤、泽泻四两；

当归芍药散：茯苓四两、泽泻半斤；

肾气丸：茯苓三两、泽泻三两。

相应条文

五苓散条文详见：《伤寒论》第71、72、73、74、141、156、244、386条；《金匮要略·痰饮咳嗽病脉证并治第十二》第31条，《金匮要略·消渴小便不利淋病脉证并治第十三》第4、5条。

猪苓汤条文详见：《伤寒论》第223、224、319条；《金匮要略·脏腑经络先后病脉证第一》第17条，《金匮要略·消渴小便不利淋病脉证并治第十三》第13条。

崔氏八味丸条文详见：《金匮要略·中风历节病脉证并治第五》附方。

茯苓泽泻汤条文详见：《金匮要略·呕吐哕下利病脉证治第十七》第20条。

当归芍药散《金匮要略·妇人妊娠病脉证并治第二十》第5条，《金匮要略·妇人杂病脉证并治第二十二》第17条。

肾气丸条文详见：《金匮要略·妇人杂病脉证并治第二十二》第19条，《金匮要略·血痹虚劳病脉证并治第六》第15条。

84. 芍药配甘草

配伍述要：本对药主治太阴阳明合病证。芍药酸寒，主入肝经，缓急止痛，既能养血敛阴以补肝体之不足，又能柔肝止痛以泻肝用之有余；甘草补脾益气，清热解毒，祛痰止咳，缓急止痛，调和诸药。二药在《伤寒论》中单成一方，即芍药甘草汤，主治津液不足，阴血不足等引起的筋脉失养、筋脉拘挛。芍药与甘草均有缓急止痛作用，芍药偏于补血以缓急，甘草偏于益气缓急。胡希恕先生说甘草是甘味的一种黏滑药，有护胃之用；尚有补益作用，主中气虚，可缓和药的急迫。芍药与甘草相互为用，益气补血，滋养筋脉，缓急止痛。

对药经方：本对药见于《伤寒论》《金匮要略》中40方：桂枝汤、桂枝加葛根汤、桂枝加厚朴杏子汤、桂枝加附子汤、桂枝麻黄各半汤、桂枝二麻黄一汤、桂枝二越婢一汤、桂枝去桂加茯苓白术汤、芍药甘草汤、葛根汤、葛根加半夏汤、小青龙汤、桂枝加芍药生姜各一两人参三两新加汤、芍药甘草附子汤、小建中汤、桂枝加桂汤、柴胡桂枝汤、黄芩汤、黄芩加半夏生姜汤、桂枝加芍药汤、桂枝加大黄汤、当归四逆汤、当归四逆加吴茱萸生姜汤、麻黄升麻汤、栝楼桂枝汤、桂枝芍药知母汤、乌头汤、桂枝加龙骨牡蛎汤、黄芪建中汤、薯蓣丸、大黄䗪虫丸、小青龙加石膏汤、奔豚汤、乌头桂枝汤、甘遂半夏汤、桂枝加黄芪汤、王不留行散、胶艾汤、《千金》内补当归建中汤、温经汤。

对药主治：①腹挛急疼痛，下利，脚挛急证；②表不解，里有寒；③风湿相搏、骨节痛证等。

对药药量

桂枝汤：芍药三两、甘草二两（炙）；

桂枝加葛根汤：芍药二两、甘草二两（炙）；

桂枝加厚朴杏子汤：芍药三两、甘草二两（炙）；

桂枝加附子汤：芍药三两、甘草三两（炙）；

桂枝麻黄各半汤：芍药一两、甘草一两（炙）；

桂枝二麻黄一汤：芍药一两六铢、甘草一两二铢（炙）；

桂枝二越婢一汤：芍药十八铢、甘草十八铢（炙）；

桂枝去桂加茯苓白术汤：芍药三两、甘草二两（炙）；

芍药甘草汤：芍药四两、甘草四两（炙）；

葛根汤：芍药二两、甘草二两（炙）；

葛根加半夏汤：芍药二两、甘草二两（炙）；

小青龙汤：芍药三两、甘草三两（炙）；

桂枝加芍药生姜各一两人参三两新加汤：芍药四两、甘草二两（炙）；

芍药甘草附子汤：芍药三两、甘草三两；

小建中汤：芍药六两、甘草二两（炙）；

《金匮要略》小建中汤：芍药六两、甘草三两（炙）；
桂枝加桂汤：芍药三两、甘草二两（炙）；
柴胡桂枝汤：芍药一两半、甘草一两（炙）；
黄芩汤：芍药二两、甘草二两（炙）；
黄芩加半夏生姜汤：芍药二两、甘草二两（炙）；
桂枝加芍药汤：芍药六两、甘草二两（炙）；
桂枝加大黄汤：芍药六两、甘草二两（炙）；
当归四逆汤：芍药三两、甘草二两（炙）；
当归四逆加吴茱萸生姜汤：芍药三两、甘草二两（炙）；
麻黄升麻汤：芍药六铢、甘草六铢（炙）；
栝楼桂枝汤：芍药三两、甘草二两（炙）；
桂枝芍药知母汤：芍药三两、甘草二两；
乌头汤：芍药三两、甘草三两（炙）；
桂枝加龙骨牡蛎汤：芍药三两、甘草二两；
黄芪建中汤：芍药六两、甘草三两（炙）；
薯蓣丸：芍药六分、甘草二十八分；
大黄䗪虫丸：芍药四两、甘草三两；
小青龙加石膏汤：芍药三两、甘草三两；
奔豚汤：芍药二两、甘草二两；
乌头桂枝汤：芍药三两、甘草二两（炙）；
《外台》柴胡桂枝汤：芍药一两半、甘草一两；
甘遂半夏汤：芍药五枚、甘草（如指大）一枚（炙）；
桂枝加黄芪汤：芍药三两、甘草二两；
王不留行散：芍药二分、甘草十八分；
胶艾汤：芍药四两、甘草二两；
《千金》内补当归建中汤：芍药六两、甘草二两；
温经汤：芍药二两、甘草二两。

相应条文

桂枝汤条文详见：《伤寒论》第12、13、15、16、17、18、19、24、25、42、44、45、53、54、56、57、91、95、164、234、240、276、372、387条；《金匮要略》呕吐哕下利病脉证治第十七》第36条，《金匮要略·妇人妊娠病脉证并治第二十》第1条，《金匮要略·妇人产后病脉证治第二十一》第8条。

桂枝加葛根汤条文详见：《伤寒论》第14条。

桂枝加厚朴杏子汤条文详见：《伤寒论》第18、43条。

桂枝加附子汤条文详见：《伤寒论》第20条。

桂枝麻黄各半汤条文详见：《伤寒论》第23条。

桂枝二麻黄一汤条文详见：《伤寒论》第25条。

桂枝二越婢一汤条文详见：《伤寒论》第27条。

桂枝去桂加茯苓白术汤条文详见：《伤寒论》第28条。

芍药甘草汤条文详见：《伤寒论》第29、30条。

葛根汤条文详见：《伤寒论》第31、32条；《金匮要略·痉湿暍病脉证治第二》第12条。

葛根加半夏汤条文详见：《伤寒论》第33条。

小青龙汤条文详见：《伤寒论》第40、41条；《金匮要略·痰饮咳嗽病脉证并治第十二》第23、35条，《金匮要略·妇人杂病脉证并治第二十二》第7条。

桂枝加芍药生姜各一两人参三两新加汤条文详见：《伤寒论》第62条。

芍药甘草附子汤条文详见：《伤寒论》第68条。

小建中汤条文详见：《伤寒论》第100、102条；《金匮要略·血痹虚劳病脉证并治第六》第13条，《金匮要略·黄疸病脉证并治第十五》第22条，《金匮要略·妇人杂病脉证并治第二十二》第18条。

桂枝加桂汤条文详见：《伤寒论》第117条；《金匮要略·肺痿肺痈咳嗽上气病脉证并治第七》第3条。

桂枝甘草龙骨牡蛎汤条文详见：《伤寒论》第118条。

柴胡桂枝汤条文详见：《伤寒论》第146条。

黄芩汤条文详见：《伤寒论》第172、333条。

黄芩加半夏生姜汤条文详见：《伤寒论》第172条；《金匮要略·呕吐哕下利病脉证治第十七》第11条。

桂枝加芍药汤条文详见：《伤寒论》第279条。

桂枝加大黄汤条文详见：《伤寒论》第279条。

当归四逆汤条文详见：《伤寒论》第351条。

当归四逆加吴茱萸生姜汤条文详见：《伤寒论》第352条。

麻黄升麻汤条文详见：《伤寒论》第357条。

栝楼桂枝汤条文详见：《金匮要略·痉湿暍病脉证治第二》第11条。

桂枝芍药知母汤条文详见：《金匮要略·中风历节病脉证并治第五》第8条。

乌头汤条文详见：《金匮要略·中风历节病脉证并治第五》第10条。

桂枝加龙骨牡蛎汤条文详见：《金匮要略·血痹虚劳病脉证并治第六》第8条。

黄芪建中汤条文详见：《金匮要略·血痹虚劳病脉证并治第六》第14条。

薯蓣丸条文详见：《金匮要略·血痹虚劳病脉证并治第六》第16条。

大黄䗪虫丸条文详见：《金匮要略·血痹虚劳病脉证并治第六》第18条。

小青龙加石膏汤条文详见：《金匮要略·肺痿肺痈咳嗽上气病脉证并治第七》第14条。

奔豚汤条文详见：《金匮要略·奔豚气病脉证治第八》第2条。

乌头桂枝汤条文详见：《金匮要略·腹满寒疝宿食病脉证治第十》第19条。

甘遂半夏汤条文详见：《金匮要略·痰饮咳嗽病脉证并治第十二》第18条。

桂枝加黄芪汤条文详见：《金匮要略·水气病脉证并治第十四》第29条、《金匮要略·黄疸病脉证并治第十五》第16条。

王不留行散条文详见：《金匮要略·疮痈肠痈浸淫病脉证并治第十八》第6条。

《千金》内补当归建中汤条文详见：《金匮要略·妇人产后病脉证治第二十一》附方。

温经汤条文详见：《金匮要略·妇人杂病脉证并治第二十二》第9条。

85. 泽泻配白术

配伍述要：本对药主治太阴阳明合病证。泽泻甘淡，利水渗湿，逐饮清热，为水湿证所常用，能泄肾和膀胱之热，下焦湿热者尤为适宜。白术甘温益气，苦温除湿。补脾气，除脾湿，进而有固表、止泻、利水、消痰之功。二药在《金匮要略》中单成一方，即泽泻汤，主治里有停饮之心下痞满，眩冒，渴而小便不利，风寒湿痹、肌肤瞤动等。泽泻、白术同为利尿药，泽泻性寒能祛湿热及止渴，即有祛湿邪而生新水的作用，泽泻适用于热证，白术适用于寒证；泽泻与白术相配伍，既祛湿热又利寒湿；既能使湿邪从下而去，又能杜绝湿邪变生，达到治疗水湿的功效。

对药经方：本对药见于《伤寒论》《金匮要略》中4方：五苓散、泽泻汤、茯苓泽泻汤、当归芍药散。

对药主治：①水湿上冲而致的眩冒而渴；②里虚胃中停饮所致呕吐者；③胃有停水所致心下满，微痛，小便不利，消渴者；④里虚所致大便硬结或不爽的身烦疼。

对药药量

五苓散：泽泻一两六铢、白术十八铢；

泽泻汤：泽泻五两、白术二两；

茯苓泽泻汤：泽泻四两、白术三两；

当归芍药散：泽泻半斤、白术四两。

相应条文

五苓散条文详见：《伤寒论》第71、72、73、74、141、156、244、386条；《金匮要略·痰饮咳嗽病脉证并治第十二》第31条，《金匮要略·消渴小便不利淋病脉证并治第十三》第4、5条。

泽泻汤条文详见：《金匮要略·痰饮咳嗽病脉证并治第十二》第25条。

茯苓泽泻汤条文详见：《金匮要略·呕吐哕下利病脉证治第十七》第20条。

当归芍药散条文详见：《金匮要略·妇人妊娠病脉证并治第二十》第5条，《金匮要略·妇人杂病脉证并治第二十二》第17条。

86．当归配甘草

配伍述要：本对药主治太阴病证。甘草益气助阳，通经脉，利气血。当归补血活血，温经通脉，补血之中有活血，活血则血运行于经脉。甘草与当归互为对药，可增强通经、和脉、活血的功效。

对药经方：本对药见于《伤寒论》《金匮要略》中10方：当归四逆汤、当归四逆加吴茱萸生姜汤、麻黄升麻汤、《古今录验》续命汤、薯蓣丸、奔豚汤、胶艾汤、《千金》内补当归建中汤、温经汤、升麻鳖甲汤。

对药主治：血虚、荣卫不利导致的手足厥冷证候。

对药药量

当归四逆汤：当归三两、甘草二两（炙）；

当归四逆加吴茱萸生姜汤：当归三两、甘草二两（炙）；

麻黄升麻汤：当归一两一分、甘草六铢（炙）；

升麻鳖甲汤：当归一两、甘草二两；

《古今录验》续命汤：当归三两、甘草三两；

薯蓣丸：当归十分、甘草二十八分；

奔豚汤：当归二两、甘草二两；

胶艾汤：当归三两、甘草二两；

《千金》内补当归建中汤：当归四两、甘草二两；

温经汤：当归二两、甘草二两。

相应条文

当归四逆汤条文详见：《伤寒论》第351条。

当归四逆加吴茱萸生姜汤条文详见：《伤寒论》第352条。

《古今录验》续命汤条文详见：《金匮要略·中风历节病脉证并治第五》附方。

麻黄升麻汤条文详见：《伤寒论》第357条。

升麻鳖甲汤条文详见：《金匮要略·百合狐惑阴阳毒病脉证治第三》第14、15条。

薯蓣丸条文详见：《金匮要略·血痹虚劳病脉证并治第六》第16条。

奔豚汤条文详见：《金匮要略·奔豚气病脉证治第八》第2条。

胶艾汤条文详见：《金匮要略·妇人妊娠病脉证并治第二十》第4条。

《千金》内补当归建中汤条文详见：《金匮要略·妇人产后病脉证治第二十一》附方。

温经汤条文详见：《金匮要略·妇人杂病脉证并治第二十二》第9条。

87. 半夏配五味子

配伍述要：本对药主治太阴病证。半夏温中化痰，祛饮平喘；五味子酸敛肺气之逆。

对药经方：本对药见于《伤寒论》《金匮要略》中7方：小青龙汤、射干麻黄汤、厚朴麻黄汤、小青龙加石膏汤、桂苓五味甘草去桂加姜辛夏汤、苓甘五味加姜辛半夏杏仁汤、苓甘五味加姜辛半杏大黄汤。

对药主治：咳喘证候。

对药药量

小青龙汤：半夏半升（洗）、五味子半升；

射干麻黄汤：半夏大者八枚（洗）、五味子半升；

厚朴麻黄汤：半夏半升、五味子半升；

小青龙加石膏汤：半夏半升、五味子半升；

桂苓五味甘草去桂加姜辛夏汤：半夏半升、五味子半升；

苓甘五味加姜辛半夏杏仁汤：半夏半升、五味子半升；

苓甘五味加姜辛半杏大黄汤：半夏半升、五味子半升。

相应条文

小青龙汤条文详见：《伤寒论》第40、41条；《金匮要略·痰饮咳嗽病脉证并治第十二》第23、35条，《金匮要略·妇人杂病脉证并治第二十二》第7条。

射干麻黄汤条文详见：《金匮要略·肺痿肺痈咳嗽上气病脉证并治第七》第6条。

厚朴麻黄汤条文详见：《金匮要略·肺痿肺痈咳嗽上气病脉证并治第七》第8条。

小青龙加石膏汤条文详见：《金匮要略·肺痿肺痈咳嗽上气病脉证并治第七》第14条。

桂苓五味甘草去桂加姜辛夏汤条文详见：《金匮要略·痰饮咳嗽病脉证并治第十二》第38条。

苓甘五味加姜辛半夏杏仁汤条文详见：《金匮要略·痰饮咳嗽病脉证并治第十二》第39条。

苓甘五味加姜辛半杏大黄汤条文详见：《金匮要略·痰饮咳嗽病脉证并治第十二》第40条。

88. 半夏配甘草

配伍述要：本对药主治太阴病证。半夏健脾燥湿化痰；甘草补脾益气，二者相伍可健脾祛痰。

对药经方：本对药见于《伤寒论》《金匮要略》中25方：葛根加半夏汤、小柴胡汤、小青龙汤、厚朴生姜半夏甘草人参汤、柴胡加芒硝汤、柴胡桂枝汤、半夏泻心汤、生姜泻心汤、甘草泻心汤、旋覆代赭汤、黄连汤、半夏散及汤、竹叶石膏汤、泽漆汤、麦门冬汤、越婢加半夏汤、小青龙加石膏汤、奔豚汤、附子粳米汤、甘遂半夏汤、桂苓五味甘草去桂加姜辛夏汤、苓甘五味加姜辛半夏杏仁汤、苓甘五味加姜辛半杏大黄汤、黄芩加半夏生姜汤、温经汤。

对药主治：脾胃虚弱导致的痰饮水湿停聚症候。

对药药量

葛根加半夏汤：半夏半升（洗）、甘草二两（炙）；

小柴胡汤：半夏半升（洗）、甘草三两（炙）；

小青龙汤：半夏半升（洗）、甘草三两（炙）；

厚朴生姜半夏甘草人参汤：半夏半升（洗）、甘草二两（炙）；

柴胡加芒硝汤：半夏二十铢（洗）、甘草一两（炙）；

柴胡桂枝汤：半夏二合半（洗）、甘草一两（炙）；

半夏泻心汤：半夏半升（洗）、甘草三两（炙）；

生姜泻心汤：半夏半升（洗）、甘草三两（炙）；

甘草泻心汤：半夏半升（洗）、甘草四两（炙）；

旋覆代赭汤：半夏半升（洗）、甘草三两（炙）；

黄连汤：半夏半升（洗）、甘草三两（炙）；

半夏散及汤：半夏（洗）、甘草（炙）等分；

竹叶石膏汤：半夏半升（洗）、甘草二两（炙）；

泽漆汤：半夏半升、甘草三两；

麦门冬汤：半夏一升、甘草二两；

越婢加半夏汤：半夏半升、甘草二两；

小青龙加石膏汤：半夏半升、甘草三两；

奔豚汤：半夏四两、甘草二两；

附子粳米汤：半夏半升、甘草一两；

甘遂半夏汤：半夏十二枚（以水一升，煮取半升，去滓）、甘草（如指大）一枚（炙）；

桂苓五味甘草去桂加姜辛夏汤：半夏半升、甘草二两；

苓甘五味加姜辛半夏杏仁汤：半夏半升、甘草三两；

苓甘五味加姜辛半杏大黄汤：半夏半升、甘草三两；

黄芩加半夏生姜汤：半夏半升、甘草二两（炙）；

温经汤：半夏半升、甘草二两。

相应条文

葛根加半夏汤条文详见：《伤寒论》第33条。

小柴胡汤条文详见：《伤寒论》第37、96、97、99、100、104、144、148、229、230、231、266、279、394条；《金匮要略·呕吐哕下利病脉证治第十七》第15条，《金匮要略·妇人产后病脉证治第二十一》第2条、《千金》附方三物黄芩汤条文，《金匮要略·妇人杂病脉证并治第二十二》第1条。

小青龙汤条文详见：《伤寒论》第40、41条；《金匮要略·痰饮咳嗽病脉证并治第十二》第23、35条，《金匮要略·妇人杂病脉证并治第二十二》第7条。

厚朴生姜半夏甘草人参汤条文详见：《伤寒论》第66条。

柴胡加芒硝汤条文详见：《伤寒论》第104条。

柴胡桂枝汤条文详见：《伤寒论》第146条。

半夏泻心汤条文详见：《伤寒论》第149条；《金匮要略·呕吐哕下利病脉证治第十七》第10条。

生姜泻心汤条文详见：《伤寒论》第157条。

甘草泻心汤条文详见：《伤寒论》第158条；《金匮要略·百合狐惑阴阳毒病脉证治第三》第10条。

旋覆代赭汤条文详见：《伤寒论》第161条。

黄连汤条文详见：《伤寒论》第173条。

半夏散及汤条文详见：《伤寒论》第313条。

竹叶石膏汤条文详见：《伤寒论》第397条。

泽漆汤条文详见：《金匮要略·肺痿肺痈咳嗽上气病脉证并治第七》第9条。

麦门冬汤条文详见：《金匮要略·肺痿肺痈咳嗽上气病脉证并治第七》第10条。

越婢加半夏汤条文详见：《金匮要略·肺痿肺痈咳嗽上气病脉证并治第七》第13条。

小青龙加石膏汤条文详见：《金匮要略·肺痿肺痈咳嗽上气病脉证并治第七》第14条。

奔豚汤条文详见：《金匮要略·奔豚气病脉证治第八》第2条。

附子粳米汤条文详见：《金匮要略·腹满寒疝宿食病脉证治第十》第10条。

甘遂半夏汤条文详见：《金匮要略·痰饮咳嗽病脉证并治第十二》第18条。

桂苓五味甘草去桂加姜辛夏汤条文详见：《金匮要略·痰饮咳嗽病脉证并治第十二》第38条。

苓甘五味加姜辛半夏杏仁汤条文详见：《金匮要略·痰饮咳嗽病脉证并治第十二》第39条。

苓甘五味加姜辛半杏大黄汤条文详见：《金匮要略·痰饮咳嗽病脉证并治第十二》第40条。

黄芩加半夏生姜汤条文详见：《金匮要略·呕吐哕下利病脉证治第十七》第11条。

温经汤条文详见：《金匮要略·妇人杂病脉证并治第二十二》第9条。

89. 半夏配厚朴

配伍述要：本对药主治太阴阳明合病证。半夏燥湿化痰，解郁散结，降逆下气，醒脾和胃，杜绝痰邪变生之源。厚朴消胀行气，调畅气机。半夏与厚朴相用，化痰之中有利于行气，行气之中有利于痰消，以治疗痰阻气郁证。

对药经方：本对药见于《伤寒论》《金匮要略》中4方：厚朴生姜半夏甘草人参汤、鳖甲煎丸方、厚朴麻黄汤、半夏厚朴汤。

对药主治：痰凝气聚证，如咽喉中有异物感、腹胀等症状。

对药药量

厚朴生姜半夏甘草人参汤：半夏半升（洗）、厚朴半斤（炙，去皮）；

鳖甲煎丸：半夏一分、厚朴三分；

厚朴麻黄汤：半夏半升、厚朴五两；

半夏厚朴汤：半夏一升、厚朴三两。

相应条文

厚朴生姜半夏甘草人参汤条文详见：《伤寒论》第66条。

鳖甲煎丸条文详见：《金匮要略·疟病脉证并治第四》第2条。

厚朴麻黄汤条文详见：《金匮要略·肺痿肺痈咳嗽上气病脉证并治第七》第8条。

半夏厚朴汤条文详见：《金匮要略·妇人杂病脉证并治第二十二》第5条。

第五章　少阴病对药

第一节　附子类对药

90. 附子配麻黄

配伍述要：本对药主治少阴病证。附子为温热药，能祛寒湿，解痹止痛，治疗风湿痛，能恢复代谢机能。麻黄性辛温，可发在表之风寒，宣在表之水气。炮附子与麻黄配伍，发表温里，补中有发，发中有补。麻黄与附子同用，为宣通表里，振奋阳气之常用组合。

对药经方：本对药见于《伤寒论》《金匮要略》中4方：麻黄细辛附子汤、麻黄附子甘草汤、桂枝芍药知母汤、麻黄附子汤。

对药主治：①表阴证；②肢节疼痛，身体魁羸，眩晕短气等症状。

对药药量

麻黄细辛附子汤：附子一枚（炮，去皮，破八片）、麻黄二两（去节）；

麻黄附子甘草汤：附子一枚（炮，去皮，破八片）、麻黄二两（去节）；

桂枝芍药知母汤：附子二枚（炮）、麻黄二两；

麻黄附子汤：附子一枚（炮）、麻黄三两。

相应条文

麻黄细辛附子汤条文详见：《伤寒论》第301条。

麻黄附子甘草汤条文详见：《伤寒论》第302条。

桂枝芍药知母汤条文详见：《金匮要略·中风历节病脉证并治第五》第8条。

麻黄附子汤条文详见：《金匮要略·水气病脉证并治第十四》第26条。

91. 附子配桂枝

配伍述要：本对药主治少阴病证。附子温中祛寒，温阳强壮，振兴沉衰，通脉强心。胡希恕先生认为，附子有亢奋作用，凡功能沉衰、小便失禁、汗出、心衰皆可用，附子是温药能祛寒湿，所以，治风湿痛常用附子。桂枝属于表阳证即太阳病用药，主解外，补中，具有辛热散寒作用。桂枝与附子均具有辛热散寒作用，桂枝之辛热重在温阳，附子之辛热重在壮阳，桂枝配伍附子，既可温阳又可壮阳，达到散寒驱邪的作用。

对药经方：本对药见于《伤寒论》《金匮要略》中9方：桂枝加附子汤、桂枝去芍药加附子汤、桂枝附子汤、甘草附子汤、乌梅丸、桂枝芍药知母汤、桂枝去芍药加麻黄细辛附子汤、竹叶汤、紫石寒食散。

对药主治：①表阴虚又感风寒湿邪之畏冷、四肢疼痛等症状；②太阴太阳阳明合病之里虚津血枯燥而脉结代心动悸。

对药药量

桂枝加附子汤：附子一枚（炮，去皮，破八片）、桂枝三两（去皮）；

桂枝去芍药加附子汤：附子一枚（炮，去皮，破八片）、桂枝三两（去皮）；

桂枝附子汤：附子三枚（炮，去皮，破）、桂枝四两（去皮）；

甘草附子汤：附子二枚（炮，去皮，破）、桂枝四两（去皮）；

乌梅丸：附子六两（炮，去皮）、桂枝六两（去皮）；

桂枝芍药知母汤：附子二两（炮）、桂枝四两；

桂枝去芍药加麻黄细辛附子汤：附子一枚（炮）、桂枝三两；

竹叶汤：附子一枚（炮）、桂枝一两；

紫石寒食散：附子四分（炮，去皮）、桂枝四分（去皮）。

相应条文

桂枝加附子汤条文详见：《伤寒论》第20条。

桂枝去芍药加附子汤条文详见：《伤寒论》第22条。

桂枝附子汤条文详见：《伤寒论》第174条；《金匮要略·痉湿暍病脉证治第二》第23条。

甘草附子汤条文详见：《伤寒论》第175条；《金匮要略·痉湿暍病脉证治二》第24条。

乌梅丸条文详见：《伤寒论》第338条；《金匮要略·趺蹶手指臂肿转筋阴狐疝蛔虫病脉证治第十九》第8条。

桂枝芍药知母汤条文详见：《金匮要略·中风历节病脉证并治第五》第8条。

桂枝去芍药加麻黄细辛附子汤条文详见：《金匮要略·水气病脉证并治第十四》第31条。

竹叶汤条文详见：《金匮要略·妇人产后病脉证治第二十一》第9条。

紫石寒食散条文详见：《金匮要略·杂疗方第二十三》。

92. 附子配甘草

配伍述要：本对药主治三阴病证。附子回阳，散寒，止痛。能补先天真阳，可救先天之火种，真火复盛，阴寒之气立消；甘草能补后天脾土，土得火生而中气可复。胡希恕先生认为，附子有亢奋的作用，可以治疗机体机能沉衰导致的疾病。附子性急，得甘草之性缓而可以缓，性毒得甘草之解毒作用而解，性走得甘草之守而不走且益心脾，性散得甘草而调营卫。

对药经方：本对药见于《伤寒论》《金匮要略》中19方：桂枝加附子汤、桂枝去芍药加附子汤、四逆汤、芍药甘草附子汤、茯苓四逆汤、桂枝附子汤、桂枝附子去桂加白术汤、甘草附子汤、麻黄附子甘草汤、通脉四逆汤、四逆加人参汤、通脉四逆加猪胆汁汤、白术附子汤、桂枝芍药知母汤、《近效方》术附子汤、附子粳米汤、麻黄附子汤、桂枝去芍药加麻黄细辛附子汤、黄土汤。

对药主治：①太阴证见畏寒喜暖、四肢厥冷、大便溏稀、小便清长；②少阴证，脉微欲绝，下利清谷等症。

对药药量

桂枝加附子汤：附子一枚（炮，去皮，破八片）、甘草三两（炙）；

桂枝去芍药加附子汤：附子一枚（炮，去皮，破八片）、甘草二两（炙）；

四逆汤：附子一枚（生用，去皮，破八片）、甘草二两（炙）；

芍药甘草附子汤主之：附子一枚（炮，去皮，破八片）、甘草三两（炙）；

茯苓四逆汤：附子一枚（生用，去皮，破八片）、甘草二两（炙）；

桂枝附子汤：附子三枚（炮，去皮，破）、甘草二两（炙）；

桂枝附子去桂加白术汤：附子三枚（炮，去皮，破）、甘草二两（炙）；

甘草附子汤：附子二枚（炮，去皮，破）、甘草二两（炙）；

麻黄附子甘草汤：附子一枚（炮，去皮，破八片）、甘草二两（炙）；

通脉四逆汤：附子大者一枚（生用，去皮，破八片）、甘草二两（炙）；

四逆加人参汤：附子一枚（生，去皮，破八片）、甘草二两（炙）；

通脉四逆加猪胆汁汤：附子大者一枚（生，去皮，破八片）、甘草二两（炙）；

白术附子汤：附子三枚（炮，去皮，破）、甘草二两（炙）；

桂枝芍药知母汤：附子二两（炮）、甘草二两（炙）；

《近效方》术附子汤：附子一枚半（炮，去皮）、甘草一两（炙）；

附子粳米汤：附子一枚（炮）、甘草一两；

麻黄附子汤：附子一枚（炮）、甘草二两（炙）；

桂枝去芍药加麻黄细辛附子汤：附子一枚（炮）、甘草二两（炙）；

黄土汤：附子三两（炮）、甘草三两。

相应条文

桂枝加附子汤条文详见：《伤寒论》第20条。

桂枝去芍药加附子汤条文详见：《伤寒论》第22条。

四逆汤条文详见：《伤寒论》第29、91、92、225、323、324、353、354、372、377、388、389条。

芍药甘草附子汤条文详见：《伤寒论》第68条。

茯苓四逆汤条文详见：《伤寒论》第69条。

桂枝附子汤条文详见：《伤寒论》第174条。

桂枝附子去桂加白术汤条文详见：《伤寒论》第174条。

甘草附子汤条文详见：《伤寒论》第175条；《金匮要略·痉湿暍病脉证治二》第24条。

麻黄附子甘草汤条文详见：《伤寒论》第302条。

通脉四逆汤条文详见：《伤寒论》第317、370条。

四逆加人参汤条文详见：《伤寒论》第385条。

通脉四逆加猪胆汁汤条文详见：《伤寒论》第390条。

白术附子汤条文详见：《金匮要略·痉湿暍病脉证治第二》第23条。

桂枝芍药知母汤条文详见：《金匮要略·中风历节病脉证并治第五》第8条。

《近效方》术附子汤条文详见：《金匮要略·中风历节病脉证并治第五》附方。

附子粳米汤条文详见：《金匮要略·腹满寒疝宿食病脉证治第十》第10条。

麻黄附子汤条文详见：《金匮要略·水气病脉证并治第十四》第26条。

桂枝去芍药加麻黄细辛附子汤条文详见：《金匮要略·水气病脉证并治第十四》第31条。

黄土汤条文详见：《金匮要略·惊悸吐衄下血胸满瘀血病脉证治第十六》第15条。

93．附子配生姜

配伍述要：本对药主治三阴病证。附子长于回阳止痛，温化水湿寒饮，振奋机体阳气，治疗久寒。生姜解表散寒止咳，温肺化饮利水。二药合用，温阳而散寒饮，利水湿，振奋机体抗邪。

对药经方：本对药见于《伤寒论》《金匮要略》中9方：桂枝加附子汤、桂枝去芍药加附子汤、真武汤、桂枝附子汤、桂枝附子去桂加白术汤、白术附子汤、桂枝芍药知母汤、桂枝去芍药加麻黄细辛附子汤、竹叶汤。

对药主治：①太阴里寒证，见畏寒肢冷、精神萎靡、水肿腹泻、小便不利；②水饮为患导致的胸闷、心悸、气短等症状。

对药药量

桂枝加附子汤：附子一枚（炮，去皮，破八片）、生姜三两（切）；

桂枝去芍药加附子汤：附子一枚（炮，去皮，破八片）、生姜三两（切）；

真武汤：附子一枚（炮，去皮，破）、生姜三两（切）；

桂枝附子汤：附子三枚（炮，去皮，破）、生姜二两（切）；

《金匮要略》桂枝附子汤：附子三枚（炮，去皮，破）、生姜三两（切）；

桂枝附子去桂加白术汤：附子三枚（炮，去皮，破）、生姜三两（切）；

白术附子汤：附子三枚（炮，去皮，破）、生姜三两（切）；

桂枝芍药知母汤：附子二两（炮）、生姜五两；

桂枝去芍药加麻黄细辛附子汤：附子一枚（炮）、生姜三两；

竹叶汤：附子一枚（炮）、生姜五两。

相应条文

桂枝加附子汤条文详见：《伤寒论》第20条。

桂枝去芍药加附子汤条文详见：《伤寒论》第22条。

真武汤条文详见：《伤寒论》第82、316条。

桂枝附子汤条文详见：《伤寒论》第174条；《金匮要略·痉湿暍病脉证治第二》第23条。

桂枝附子去桂加白术汤条文详见：《伤寒论》第174条。

白术附子汤条文详见：《金匮要略·痉湿暍病脉证治第二》第23条。

桂枝芍药知母汤条文详见：《金匮要略·中风历节病脉证并治第五》第8条。

桂枝去芍药加麻黄细辛附子汤条文详见：《金匮要略·水气病脉证并治第十四》第31条。

竹叶汤条文详见：《金匮要略·妇人产后病脉证治第二十一》第9条。

94．附子配干姜

配伍述要：本对药主治三阴病证。附子大热，其性走而不守，通行十二经，无所不至，为补先天命门真火第一要药。干姜味辛，温中散寒，温肺化饮。适用于脘腹冷痛，呕吐泄泻，亡阳肢冷脉微，寒饮喘咳。二药在《伤寒论》中单成一方，即干姜附子汤，主治阳气虚衰、阴寒内盛所致的精神萎靡、面色晦暗、下利清谷、四肢厥冷、脉微欲绝等。附子与干姜相用，入心而助阳通脉，入肾而益先天而固后天，入胃而温补脾胃，助阳气以化生。胡希恕先生认为：附子与干姜合用，温里作用增加，附子偏于治下，温下元，干姜偏于治上，两药合用，彻上彻下，无处不温。

对药经方：本对药见于《伤寒论》《金匮要略》中10方：四逆汤、干姜附子汤、茯苓四逆汤、白通汤、白通加猪胆汁汤、通脉四逆汤、乌梅丸、四逆加人参汤、通脉四逆加猪胆汁汤、紫石寒食散。

对药主治：①少阴表阴证，见小便不利、水肿、干呕、心烦；②太阴里寒症机能沉衰，见昼日烦躁不得眠、夜而安静、不呕、不渴，无表证、脉沉微，身无大热。

对药药量

四逆汤：附子一枚（生用，去皮，切八片）、干姜一两半；

干姜附子汤：附子一枚（生用，去皮，切八片）、干姜一两；

茯苓四逆汤：附子一枚（生用，去皮，切八片）、干姜一两半；

白通汤：附子一枚（生，去皮，破八片）、干姜一两；

白通加猪胆汁汤：附子一枚（生，去皮，破八片）、干姜一两；

通脉四逆汤：附子大者一枚（生用，去皮，切八片）、干姜三两（强人可四两）；

乌梅丸：附子六两（炮，去皮）、干姜十两；

四逆加人参汤：附子一枚（生，去皮，破八片）、干姜一两半；

通脉四逆加猪胆汁汤：附子大者一枚（生，去皮，破八片）、干姜三两（强人可四两）；

紫石寒食散：附子（炮，去皮）四分、干姜四分。

相应条文

四逆汤条文详见：《伤寒论》第29、91、92、225、323、324、353、354、372、377、388、389条。

干姜附子汤条文详见：《伤寒论》第61条。

茯苓四逆汤条文详见：《伤寒论》第69条。

白通汤条文详见：《伤寒论》第314、315条。

白通加猪胆汁汤条文详见：《伤寒论》第315条。

通脉四逆汤条文详见：《伤寒论》第317、370条。

乌梅丸条文详见：《伤寒论》第338条；《金匮要略·趺蹶手指臂肿转筋阴

狐疝蛔虫病脉证治第十九》第8条。

四逆加人参汤条文详见：《伤寒论》第385条。

通脉四逆加猪胆汁汤条文详见：《伤寒论》第390条。

紫石寒食散条文详见：《金匮要略·杂疗方第二十三》。

95．附子配大枣

配伍述要：本对药主治三阴病证。附子味辛大热，温壮元阳，其力峻猛；大枣甘平，可以益气和中，其力平和，两药合用，一补一攻，一和一峻，相互作用，相互制约。

对药经方：本对药见于《伤寒论》《金匮要略》中7方：桂枝加附子汤、桂枝去芍药加附子汤、桂枝附子汤、白术附子汤、附子粳米汤、桂枝去芍药加麻黄细辛附子汤、竹叶汤。

对药主治：①少阴表寒证，见关节疼痛，拘急；②太阴里寒证，见胁肋大痛而腹部按之无硬满拒按，胸痛彻背，四肢厥逆。

对药药量

桂枝加附子汤：附子一枚（炮，去皮，破八片）、大枣十二枚（擘）；

桂枝去芍药加附子汤：附子一枚（炮，去皮，破八片）、大枣十二枚（擘）；

桂枝附子汤：附子三枚（炮，去皮，破）、大枣十二枚（擘）；

白术附子汤：附子三枚（炮，去皮，破）、大枣十二枚（擘）；

附子粳米汤：附子一枚（炮）、大枣十枚；

桂枝去芍药加麻黄细辛附子汤：附子一枚（炮）、大枣十二枚；

竹叶汤：附子一枚（炮）、大枣十五枚。

相应条文

桂枝加附子汤条文详见：《伤寒论》第20条。

桂枝去芍药加附子汤条文详见：《伤寒论》第22条。

桂枝附子汤条文详见：《伤寒论》第174条；《金匮要略·痓湿暍病脉证治第二》第23条。

白术附子汤条文详见：《金匮要略·痓湿暍病脉证治第二》第23条。

附子粳米汤条文详见：《金匮要略·腹满寒疝宿食病脉证治第十》第10条。

桂枝去芍药加麻黄细辛附子汤条文详见：《金匮要略·水气病脉证并治第十四》第31条。

竹叶汤条文详见：《金匮要略·妇人产后病脉证治第二十一》第9条。

96. 附子配白术

配伍述要：本对药主治少阴病证。附子大辛大热，温肾暖脾，散寒除湿，补火生土；白术苦温，健脾补中，燥湿利水，生用功偏除湿，炒用功偏健脾。

对药经方：本对药见于《伤寒论》《金匮要略》中8方：真武汤、桂枝附子去桂加白术汤、甘草附子汤、附子汤、白术附子汤、桂枝芍药知母汤、《近效方》术附子汤、黄土汤。

对药主治：少阴与太阴合病之寒证，见畏寒肢冷、下利腹痛、水肿、小便不利等。

对药药量

真武汤：附子一枚（炮，去皮，破八片）、白术二两；

桂枝附子去桂加白术汤：附子三枚（炮，去皮，破）、白术四两；

甘草附子汤：附子二枚（炮，去皮，破）、白术二两；

附子汤：附子二枚（炮，去皮，破八片）、白术四两；

白术附子汤：附子三枚（炮，去皮，破）、白术四两；

桂枝芍药知母汤：附子二两（炮）、白术五两；

《近效方》白术附子汤：附子一枚半（炮，去皮）、白术二两；

黄土汤：附子三两（炮）、白术三两。

相应条文

真武汤条文详见：《伤寒论》第82、316条。

桂枝附子去桂加白术汤条文详见：《伤寒论》第174条。

甘草附子汤条文详见：《伤寒论》第175条；《金匮要略·痉湿暍病脉证治第二》第24条。

附子汤条文详见：《伤寒论》第304、305条。

白术附子汤条文详见：《金匮要略·痉湿暍病脉证治第二》第23条。

桂枝芍药知母汤条文详见：《金匮要略·中风历节病脉证并治第五》第8条。

《近效方》白术附子汤条文详见：《金匮要略·中风历节病脉证并治第五》附方。

黄土汤条文详见：《金匮要略·惊悸吐衄下血胸满瘀血病脉证治第十六》第15条。

第二节 细辛类对药

97. 细辛配麻黄

配伍述要：本对药主治太阴少阴合病。麻黄与细辛都具有辛温散寒作用，但麻黄偏于发汗解表，止咳平喘；而细辛偏于祛水饮，止咳平喘。细辛与麻黄相用，走表则解表散寒，以治疗太阳伤寒证，走里则温化水饮，降逆止咳，如治疗寒饮凝结证，二者相互为用，既可治疗表证或者里证，又可以治疗表里兼证，若能切中病变证机而用之，则可以取得预期治疗效果。

对药经方：本对药见于《伤寒论》《金匮要略》中7方：小青龙汤、麻黄细辛附子汤、《千金》三黄汤、射干麻黄汤、厚朴麻黄汤、小青龙加石膏汤、桂枝去芍药加麻黄细辛附子汤。

对药主治：①表寒里饮证所见咳嗽、咳喘；②咳而脉浮；③咳而上气，喉中水鸡声等症状。

对药药量

小青龙汤：细辛三两、麻黄三两（去节）；

麻黄附子细辛汤：细辛二两、麻黄二两（去节）；

《千金》三黄汤：细辛二分、麻黄五分；

射干麻黄汤：细辛三两、麻黄四两；

厚朴麻黄汤：细辛二两、麻黄四两；

小青龙加石膏汤：细辛三两、麻黄三两；

桂枝去芍药加麻黄细辛附子汤：细辛二两、麻黄二两。

相应条文

小青龙汤条文详见：《伤寒论》第40、41条；《金匮要略·痰饮咳嗽病脉证并治第十二》第23、35条，《金匮要略·妇人杂病脉证并治第二十二》第7条。

麻黄附子细辛汤条文详见：《伤寒论》第301条。

《千金》三黄汤条文详见：《金匮要略·中风历节病脉证并治第五》附方。

射干麻黄汤条文详见：《金匮要略·肺痿肺痈咳嗽上气病脉证并治第七》第6条。

厚朴麻黄汤条文详见：《金匮要略·肺痿肺痈咳嗽上气病脉证并治第七》第8条。

小青龙加石膏汤条文详见：《金匮要略·肺痿肺痈咳嗽上气病脉证并治第七》第14条。

桂枝去芍药加麻黄细辛附子汤条文详见：《金匮要略·水气病脉证并治第十四》第31条。

98. 细辛配五味子

配伍述要：本对药主治太阴少阴合病。细辛祛里虚寒饮，辛散温通，外能发散风寒，内能温肺化饮，主要用于风寒咳喘证，或寒饮咳喘证临床常见咳逆上气、头痛、胁痛、风湿痹痛、逆满等。五味子性温，五味俱全，酸咸为多，功能酸敛降逆，固精止汗；故专收敛肺气而滋肾水而宁嗽定喘，为治疗虚喘之要药。五味子配伍细辛，各司其职，又相须相制。五味子司肺之合，细辛发动其开合活动之机，五味子酸温收敛，止咳平喘，可防止细辛耗散肺气。二药配伍，散中有收，开中有合，使水饮去，宣降复，而喘咳自平。

对药经方：本对药见于《伤寒论》《金匮要略》中8方：小青龙汤、射干麻黄汤、厚朴麻黄汤、小青龙加石膏汤、苓甘五味姜辛汤、桂苓五味甘草去桂加姜辛夏汤、苓甘五味加姜辛半夏杏仁汤、苓甘五味加姜辛半杏大黄汤。

对药主治：①里虚寒饮太阴病；如肺胀，咳逆，喘满，上气，烦躁而喘之证；②上热下寒之证：口干、四逆；头痛、鼻塞等。

对药药量

小青龙汤：细辛三两、五味子半升；

射干麻黄汤：细辛三两、五味子半升；

厚朴麻黄汤：细辛二两、五味子半升；

小青龙加石膏汤：细辛三两、五味子半升；

苓甘五味姜辛汤：细辛三两、五味子半升；

桂苓五味甘草去桂加姜辛夏汤：细辛二两、五味子半升；

苓甘五味加姜辛半夏杏仁汤：细辛三两、五味子半升；

苓甘五味加姜辛半杏大黄汤：细辛三两、五味子半升。

相应条文

小青龙汤条文详见：《伤寒论》第40、41条；《金匮要略·痰饮咳嗽病脉证并治第十二》第23、35条，《金匮要略·妇人杂病脉证并治第二十二》第7条。

射干麻黄汤条文详见：《金匮要略·肺痿肺痈咳嗽上气病脉证并治第七》第6条。

厚朴麻黄汤条文详见：《金匮要略·肺痿肺痈咳嗽上气病脉证并治第七》第8条。

小青龙加石膏汤条文详见：《金匮要略·肺痿肺痈咳嗽上气病脉证并治第七》第14条。

苓甘五味姜辛汤条文详见：《金匮要略·痰饮咳嗽病脉证并治第十二》第37条。

桂苓五味甘草去桂加姜辛夏汤条文详见：《金匮要略·痰饮咳嗽病脉证并治第十二》第38条。

苓甘五味加姜辛半夏杏仁汤条文详见：《金匮要略·痰饮咳嗽病脉证并治第十二》第39条。

苓甘五味加姜辛半杏大黄汤条文详见：《金匮要略·痰饮咳嗽病脉证并治第十二》第40条。

99．细辛配半夏

配伍述要：本对药主治太阴少阴合病证。细辛温肺化饮，能解表祛邪。半夏燥湿化痰，和胃降逆；为燥湿化痰，降逆止呕，消痞散结之良药。半夏与细辛相配，共奏燥湿、散寒温肺、化痰涤饮之功。

对药经方：本对药见于《伤寒论》《金匮要略》中8方：小青龙汤、射干麻黄汤、厚朴麻黄汤、小青龙加石膏汤、赤丸方、桂苓五味甘草去桂加姜辛夏汤、苓甘五味加姜辛半夏杏仁汤、苓甘五味加姜辛半杏大黄汤。

对药主治：表寒里饮证所见咳嗽、咳喘等症状。

对药药量

小青龙汤：细辛三两、半夏半升（洗）；

射干麻黄汤：细辛四两、半夏大者八枚（洗）；

厚朴麻黄汤：细辛二两、半夏半升；

小青龙加石膏汤：细辛三两、半夏半升；

赤丸方：细辛一两、半夏四两（洗）；

桂苓五味甘草去桂加姜辛夏汤：细辛二两、半夏半升；

苓甘五味加姜辛半夏杏仁汤：细辛三两、半夏半升；

苓甘五味加姜辛半杏大黄汤：细辛三两、半夏半升。

相应条文

小青龙汤条文详见：《伤寒论》第40、41条；《金匮要略·痰饮咳嗽病脉证并治第十二》第23、35条，《金匮要略·妇人杂病脉证并治第二十二》第7条。

射干麻黄汤条文详见：《金匮要略·肺痿肺痈咳嗽上气病脉证并治第七》第6条。

厚朴麻黄汤条文详见：《金匮要略·肺痿肺痈咳嗽上气病脉证并治第七》第8条。

小青龙加石膏汤条文详见：《金匮要略·肺痿肺痈咳嗽上气病脉证并治第七》第14条。

赤丸方条文详见：《金匮要略·腹满寒疝宿食病脉证治第十》第16条。

桂苓五味甘草去桂加姜辛夏汤条文详见：《金匮要略·痰饮咳嗽病脉证并治第十二》第38条。

苓甘五味加姜辛半夏杏仁汤条文详见：《金匮要略·痰饮咳嗽病脉证并治第十二》第39条。

苓甘五味加姜辛半杏大黄汤条文详见：《金匮要略·痰饮咳嗽病脉证并治第十二》第40条。

第六章　厥阴病对药

吴茱萸类对药

100. 吴茱萸配人参

配伍述要： 本对药主治太阴或厥阴病证。吴茱萸属于厥阴病用药，主降冲逆、温中止痛。人参归属太阴病主药，补中益气，健胃扶正，生津止渴。两药相合，温中降逆、健脾补虚。

对药经方： 本对药见于《伤寒论》《金匮要略》中3方：吴茱萸汤（茱萸汤）、九痛丸、温经汤。

对药主治： ①厥阴证之水气上冲，症见恶心、呕吐、头晕、头痛、胸满者；②厥阴证之虚寒而致胃痛者；3.厥阴证之心下痞硬。

对药药量

吴茱萸汤（茱萸汤）：吴茱萸一升（洗）、人参三两；

九痛丸：吴茱萸一两、人参一两；

温经汤：吴茱萸三两、人参二两。

相应条文

吴茱萸汤（茱萸汤）条文详见：《伤寒论》第243、309、378条；《金匮要略·呕吐哕下利病脉证治第十七》第8、9条。

九痛丸条文详见：《金匮要略·胸痹心痛短气病脉证并治第九》附方。

温经汤条文详见：《金匮要略·妇人杂病脉证并治第二十二》第9条。

101. 吴茱萸配生姜

配伍述要： 本对药主治太阴太阳合病证。吴茱萸主治里虚寒证，主温中、降逆、散寒、行气、杀虫、疗癣。主治脾胃虚寒，呕吐涎沫，巅顶头痛，经行腹痛。生姜主下气、止呕、散风寒。主治鼻塞，咳逆上气，呕吐，伤寒头痛等。吴茱萸配生姜，吴茱萸辛温，偏于暖肝；生姜偏于温中，二药配伍，生姜既能制约吴茱萸的峻猛之性，又能助吴茱萸温散降逆。故治胃虚寒饮冲逆，因食谷欲呕者；或呕而手足厥冷，烦躁欲死者；干呕吐涎沫而头痛；呕而胸满。

对药经方：本对药见于《伤寒论》《金匮要略》中3方：吴茱萸汤（茱萸汤）、当归四逆加吴茱萸生姜汤、温经汤。

对药主治：①肝寒气逆证，多用吴茱萸汤；②宫寒血虚证，多用当归四逆加吴茱萸生姜汤；③宫寒虚瘀证，多用温经汤。

对药药量

吴茱萸汤（茱萸汤）：吴茱萸一升（洗）、生姜六两（切）；

当归四逆加吴茱萸生姜汤：吴茱萸二升、生姜半斤（切）；

温经汤：吴茱萸三两、生姜二两。

相应条文

吴茱萸汤（茱萸汤）条文详见：《伤寒论》第243、309、378条；《金匮要略·呕吐哕下利病脉证治第十七》第8、9条。

当归四逆加吴茱萸生姜汤主之条文详见：《伤寒论》第352条。

温经汤条文详见：《金匮要略·妇人杂病脉证并治第二十二》第9条。

102．吴茱萸配大枣

配伍述要：本对药主治太阴或厥阴病证。吴茱萸主治里虚寒证属于厥阴病用药，有散寒止痛，降逆止呕，助阳止泻的功效。大枣主补中益气，养血安神。吴茱萸配大枣，吴茱萸辛温，偏于暖肝；大枣偏于温中，二药配伍，大枣既能制约吴茱萸的峻猛之性，又能助吴茱萸温散降逆。

对药经方：本对药见于《伤寒论》《金匮要略》中2方：吴茱萸汤（茱萸汤）、当归四逆加吴茱萸生姜汤。

对药主治：①胃虚有寒，冲逆头脑所致的头疼、头晕，恶心、呕吐；②水气上冲所致的吐利，躁烦，手足厥冷；③冲任虚寒夹有瘀血而致的崩漏。

对药药量

吴茱萸汤（茱萸汤）：吴茱萸一升（洗）、大枣十二枚（擘）。

当归四逆加吴茱萸生姜汤：吴茱萸二升、大枣二十五枚（擘）。

相应条文

吴茱萸汤（茱萸汤）条文详见：《伤寒论》第243、309、378条；《金匮要略·呕吐哕下利病脉证治第十七》第8、9条。

当归四逆加吴茱萸生姜汤主之条文详见：《伤寒论》第352条。

附 录

《伤寒论》相关原文

12．太阳中风，阳浮而阴弱。阳浮者热自发，阴弱者汗自出。啬啬恶寒，淅淅恶风，翕翕发热，鼻鸣干呕者，桂枝汤主之。

桂枝汤方

桂枝三两（去皮）、芍药三两、甘草二两（炙）、生姜三两（切）、大枣十二枚（擘）。上五味，㕮咀三味，以水七升，微火煮取三升，去滓，适寒温，服一升。服已须臾，啜热稀粥一升余，以助药力。温覆令一时许，遍身漐漐微似有汗者益佳，不可令如水流漓，病必不除。若一服汗出病差，停后服，不必尽剂；若不汗，更服依前法；又不汗，后服小促其间，半日许，令三服尽。若病重者，一日一夜服，周时观之。服一剂尽，病证犹在者，更作服。若汗不出，乃服至二三剂。禁生冷、黏滑、肉面、五辛、酒酪、臭恶等物。

13．太阳病，头痛，发热，汗出，恶风，桂枝汤主之。

14．太阳病，项背强几几，反汗出恶风者，桂枝加葛根汤主之。

桂枝加葛根汤方

葛根四两、麻黄三两（去节）、芍药二两、生姜三两（切）、甘草二两（炙）、大枣十二枚（擘）、桂枝二两（去皮）。上七味，以水一斗，先煮麻黄、葛根，减二升，去上沫，内诸药，煮取三升，去滓。温服一升，覆取微似汗，不须啜粥，余如桂枝法将息及禁忌。

15．太阳病，下之后，其气上冲者，可与桂枝汤。方用前法。若不上冲者，不得与之。

16．太阳病三日，已发汗，若吐、若下、若温针，仍不解者，此为坏病，桂枝不中与之也。观其脉证，知犯何逆，随证治之。桂枝本为解肌，若其人脉浮紧，发热，汗不出者，不可与之也。常须识此，勿令误也。

17．若酒客病，不可与桂枝汤，得之则呕，以酒客不喜甘故也。

18．喘家，作桂枝汤，加厚朴杏子佳。

19．凡服桂枝汤吐者，其后必吐脓血也。

20．太阳病，发汗，遂漏不止。其人恶风，小便难，四肢微急，难以屈伸者，桂枝加附子汤主之。

桂枝加附子汤方

桂枝三两（去皮）、芍药三两、甘草三两（炙）、生姜三两（切）、大枣十二枚（擘）、附子一枚（炮，去皮，破八片）。上六味，以水七升，煮取三升，去滓，温服一升。本云，桂枝汤今加附子。将息如前法。

21．太阳病，下之后，脉促胸满者，桂枝去芍药汤主之。

桂枝去芍药汤方

桂枝三两（去皮）、甘草二两（炙）、生姜三两（切）、大枣十二枚（擘）。上四味，以水七升，煮取三升，去滓，温服一升。本云，桂枝汤今去芍药。将息如前法。

22．若微寒者，桂枝去芍药加附子汤主之。

桂枝去芍药加附子汤方

桂枝三两（去皮）、甘草二两（炙）、生姜三两（切）、大枣十二枚（擘）、附子一枚（炮，去皮，破八片）。上五味，以水七升，煮取三升，去滓，温服一升。本云，桂枝汤今去芍药加附子。

23．太阳病，得之八九日，如疟状，发热恶寒，热多寒少，其人不呕，清便欲自可，一日二三度发。脉微缓者，为欲愈也；脉微而恶寒者，此阴阳俱虚，不可更发汗、更下、更吐也；面色反有热色者，未欲解也，以其不能得小汗出，身必痒，宜桂枝麻黄各半汤。

桂枝麻黄各半汤方

桂枝一两十六铢（去皮）、芍药、生姜（切）、甘草（炙）、麻黄各一两（去节）、大枣四枚（擘）、杏仁二十四枚（汤浸，去皮尖及两仁者）。上七味，以水五升，先煮麻黄一二沸，去上沫，内诸药，煮取一升八合，去滓，温服六合。本云，桂枝汤三合，麻黄汤三合，并为六合，顿服。将息如上法。

24．太阳病，初服桂枝汤，反烦不解者，先刺风池、风府，却与桂枝汤则愈。

25．服桂枝汤，大汗出，脉洪大者，与桂枝汤如前法。若形似疟，一日再发者，汗出必解，宜桂枝二麻黄一汤。

桂枝二麻黄一汤方

桂枝一两十七铢（去皮）、芍药一两六铢、麻黄十六铢（去节）、生姜一两六铢（切）、杏仁十六个（去皮尖）、甘草一两二铢（炙）、大枣五枚（擘）。上七味，以水五升，先煮麻黄一二沸，去上沫，内诸药，煮取二升，去滓，温服一升，日再服。本云，桂枝汤二分，麻黄汤一分，合为二升，分再服。今合为一方，将息如前法。

27．太阳病，发热恶寒，热多寒少。脉微弱者，此无阳也，不可发汗。宜桂枝二越婢一汤。

桂枝二越婢一汤方

桂枝（去皮）、芍药、麻黄、甘草各十八铢（炙）、大枣四枚（擘）、生姜一两二铢（切）、石膏二十四铢（碎，绵裹）。上七味，以水五升，煮麻黄一二沸，去上沫，内诸药，煮取二升，去滓，温服一升。本云，当裁为越婢汤、桂枝汤合之，饮一升。今合为一方，桂枝汤二分，越婢汤一分。

28．服桂枝汤，或下之，仍头项强痛，翕翕发热，无汗，心下满，微痛，小便不利者，桂枝去桂加茯苓白术汤主之。

桂枝去桂加茯苓白术汤方

芍药三两、甘草二两（炙）、生姜（切）、白术、茯苓各三两、大枣十二枚（擘）。上六味，以水八升，煮取三升，去滓，温服一升，小便利则愈。本云，桂枝汤今去桂枝，加茯苓、白术。

29．伤寒脉浮，自汗出，小便数，心烦，微恶寒，脚挛急。反与桂枝欲攻其表，此误也。得之便厥，咽中干，烦躁吐逆者，作甘草干姜汤与之，以复其阳；若厥愈足温者，更作芍药甘草汤与之，其脚即伸。若胃气不和，谵语者，少与调胃承气汤；若重发汗，复加烧针者，四逆汤主之。

甘草干姜汤方

甘草四两（炙）、干姜二两，上二味，以水三升，煮取一升五合，去滓，分温再服。

芍药甘草汤方

白芍药、甘草各四两（炙）。上二味，以水三升，煮取一升五合，去滓，分温再服。

调胃承气汤方

大黄四两（去皮，清酒洗）、甘草二两（炙）、芒硝半升，上三味，以水三升，煮取一升，去滓，内芒硝，更上火微煮令沸，少少温服之。

四逆汤方

甘草二两（炙）、干姜一两半 附子一枚（生用，去皮，破八片）。上三味，以水三升，煮取一升二合，去滓，分温再服。强人可大附子一枚，干姜三两。

30．问曰：证象阳旦，按法治之而增剧，厥逆，咽中干，两胫拘急而谵语。师曰：言夜半手足当温，两脚当伸，后如师言，何以知此？答曰：寸口脉浮而大，浮为风，大为虚，风则生微热，虚则两胫挛，病形象桂枝，因加附子参其间，增桂令汗出，附子温经，亡阳故也。厥逆，咽中干，烦躁，阳明内结，谵语烦乱，更饮甘草干姜汤，夜半阳气还，两足当热，胫尚微拘急，重与芍药甘草汤，尔乃胫伸，以承气汤微溏，则止其谵语，故知病可愈。

31．太阳病，项背强几几，无汗恶风，葛根汤主之。

葛根汤方

葛根四两、麻黄三两（去节）、桂枝二两（去皮）、生姜三两（切）、甘草二两（炙）、芍药二两、大枣十二枚（擘）。上七味，以水一斗，先煮麻黄、葛根，减二升，去白沫，内诸药，煮取三升，去滓，温服一升。覆取微似汗，余如桂枝法将息及禁忌。诸汤皆仿此。

32．太阳与阳明合病者，必自下利，葛根汤主之。

33．太阳与阳明合病，不下利但呕者，葛根加半夏汤主之。

葛根加半夏汤方

葛根四两、麻黄三两（去节）、甘草二两（炙）、芍药二两、桂枝二两（去皮）、生姜二两（切）、半夏半升（洗）、大枣十二枚（擘）。上八味，以水一斗，先煮葛根、麻黄，减二升，去白沫，内诸药，煮取三升，去滓，温服一升。覆取微似汗。

34．太阳病，桂枝证，医反下之，利遂不止。脉促者，表未解也；喘而汗出者，葛根黄芩黄连汤主之。

葛根黄芩黄连汤方

葛根半斤、甘草二两（炙）、黄芩三两、黄连三两，上四味，以水八升，先煮葛根，减二升，内诸药，煮取二升，去滓，分温再服。

35．太阳病，头痛发热，身疼腰痛，骨节疼痛，恶风，无汗而喘者，麻黄汤主之。

麻黄汤方

麻黄三两（去节）、桂枝二两（去皮）、甘草一两（炙）、杏仁七十个（去皮尖）。上四味，以水九升，先煮麻黄，减二升，去上沫，内诸药，煮取二升半，去滓，温服八合。覆取微似汗，不须啜粥，余如桂枝法将息。

36．太阳与阳明合病，喘而胸满者，不可下，宜麻黄汤。

37．太阳病，十日已去，脉浮细而嗜卧者，外已解也。设胸满胁痛者，与小柴胡汤。脉但浮者，与麻黄汤。

38．太阳中风，脉浮紧，发热恶寒，身疼痛，不汗出而烦躁者，大青龙汤主之。若脉微弱，汗出恶风者，不可服之。服之则厥逆，筋惕肉瞤，此为逆也。

大青龙汤方

麻黄六两（去节）、桂枝二两（去皮）、甘草二两（炙）、杏仁四十枚（去皮尖）、生姜三两（切）、大枣十枚（擘）、石膏如鸡子大（碎）。上七味，以水九升，先煮麻黄，减二升，去上沫，内诸药，煮取三升，去滓，温服一升，取微似汗。汗出多者，温粉粉之。一服汗者，停后服。若复服，汗多亡阳遂虚，恶风，烦躁，不得眠也。

39．伤寒脉浮缓，身不疼但重，乍有轻时，无少阴证者，大青龙汤发之。

40．伤寒表不解，心下有水气，干呕发热而咳，或渴，或利，或噎，或小便不利、少腹满，或喘者，小青龙汤主之。

41．伤寒心下有水气，咳而微喘，发热不渴。服汤已渴者，此寒去欲解也。小青龙汤主之。

42．太阳病，外证未解，脉浮弱者，当以汗解，宜桂枝汤。

43．太阳病，下之微喘者，表未解故也，桂枝加厚朴杏子汤主之。

桂枝加厚朴杏子汤方

桂枝三两（去皮）、甘草二两（炙）、生姜三两（切）、芍药三两、大枣十二枚（擘）、厚朴二两（炙，去皮）、杏仁五十枚（去皮尖）。上七味，以水七升，微火煮取三升，去滓，温服一升。覆取微似汗。

44．太阳病，外证未解，不可下也，下之为逆，欲解外者，宜桂枝汤。

45．太阳病，先发汗不解，而复下之，脉浮者不愈。浮为在外， 而反下之，故令不愈。今脉浮，故在外，当须解外则愈，宜桂枝汤。

46．太阳病，脉浮紧，无汗，发热，身疼痛，八九日不解，表证仍在，此当发其汗。服药已微除，其人发烦目瞑，剧者必衄，衄乃解。所以然者，阳气重故也。麻黄汤主之。

51．脉浮者，病在表，可发汗，宜麻黄汤。

52．脉浮而数者，可发汗，宜麻黄汤。

53．病常自汗出者，此为荣气和，荣气和者，外不谐，以卫气不共荣气谐和故尔。以荣行脉中，卫行脉外，复发其汗，荣卫和则愈；宜桂枝汤。

54．病人脏无他病，时发热自汗出而不愈者，此卫气不和也。先其时发汗则愈，宜桂枝汤。

55．伤寒脉浮紧，不发汗，因致衄者，麻黄汤主之。

56．伤寒不大便六七日，头痛有热者，与承气汤。其小便清者，知不在里，仍在表也，当须发汗。若头痛者，必衄，宜桂枝汤。

57．伤寒发汗已解，半日许复烦，脉浮数者，可更发汗，宜桂枝汤。

62．发汗后，身疼痛，脉沉迟者，桂枝加芍药生姜各一两人参三两新加汤主之。

桂枝加芍药生姜各一两人参三两新加汤方

桂枝三两（去皮）、芍药四两、甘草二两（炙）、人参三两、大枣十二枚（擘）、生姜四两，上六味，以水一斗二升，煮取三升，去滓，温服一升。本云，桂枝汤，今加白药、生姜、人参。

63．发汗后，不可更行桂枝汤。汗出而喘，无大热者，可与麻黄杏仁甘草石膏汤。

麻黄杏仁甘草石膏汤方

麻黄四两（去节）、杏仁五十个（去皮尖）、甘草二两（炙）、石膏半斤（碎，绵裹）。上四味，以水七升，煮麻黄，减二升，去上沫，内诸药，煮取二升，去滓，温服一升。本云，黄耳杯。

64．发汗过多，其人叉手自冒心，心下悸，欲得按者，桂枝甘草汤主之。

桂枝甘草汤方

桂枝四两（去皮）、甘草二两（炙）。上二味，以水三升，煮取一升，去滓，顿服。

65．汗后，其人脐下悸者，欲作奔豚，茯苓桂枝甘草大枣汤主之。

茯苓桂枝甘草大枣汤

茯苓半斤、桂枝四两（去皮）、甘草二两（炙）、大枣十五枚（擘）。上四味，以甘澜水一斗，先煮茯苓，减二升，内诸药，煮取三升，去滓，温服一升，日三服。

作甘澜水法：取水二斗，置大盆内，以杓扬之，水上有珠子五六千颗相逐，取用之。

66．发汗后，腹胀满者，厚朴生姜半夏甘草人参汤主之。

厚朴生姜半夏甘草人参汤方

厚朴半斤（炙，去皮）、生姜半斤（切）、半夏半升（洗）、甘草二两、人参一两，上五味，以水一斗，煮取三升，去滓，温服一升，日三服。

67．伤寒，若吐、若下后，心下逆满，气上冲胸，起则头眩，脉沉紧，发汗则动经，身为振振摇者，茯苓桂枝白术甘草汤主之。

茯苓桂枝白术甘草汤方

茯苓四两、桂枝三两（去皮）、白术、甘草各二两（炙）。上四味，以水六升，煮取三升，去滓，分温三服。

68．发汗，病不解，反恶寒者，虚故也，芍药甘草附子汤主之。

芍药甘草附子汤方

芍药、甘草各三两（炙）、附子一枚（炮，去皮，破八片）。上三味，以水五升，煮取一升五合，去滓，分温三服。疑非仲景方。

69．发汗，若下之，病仍不解，烦躁者，茯苓四逆汤主之。

茯苓四逆汤方

茯苓四两、人参一两、附子一枚（生用，去皮，破八片）、甘草二两（炙）、干姜一两半，上五味，以水五升，煮取三升，去滓，温服七合，日二服。

70．发汗后，恶寒者，虚故也；不恶寒，但热者，实也，当和胃气，与调胃承气汤。

71．太阳病，发汗后，大汗出，胃中干，烦躁不得眠，欲得饮水者，少少与饮之，令胃气和则愈。若脉浮，小便不利，微热消渴者，五苓散主之。

五苓散方

猪苓十八铢（去皮）、泽泻一两六铢、白术十八铢、茯苓十八铢、桂枝半两（去皮）。上五味，捣为散。以白饮和服方寸匕，日三服。多饮暖水，汗出愈。如法将息。

72．发汗已，脉浮数，烦渴者，五苓散主之。

73．伤寒，汗出而渴者，五苓散主之；不渴者，茯苓甘草汤主之。

茯苓甘草汤方

茯苓二两、桂枝二两（去皮）、甘草一两（炙）、生姜三两（切）。上四味，以水四升，煮取二升，去滓，分温三服。

74．中风发热，六七日不解而烦，有表里证，渴欲饮水，水入则吐者，名曰水逆，五苓散主之。

76．发汗后，水药不得入口为逆，若更发汗，必吐下不止。发汗吐下后，虚烦不得眠，若剧者，必反复颠倒，心中懊憹，栀子豉汤主之；若少气者，栀子甘草豉汤主之；若呕者，栀子生姜豉汤主之。

栀子豉汤方

栀子十四个（擘）、香豉四合（绵裹）。上二味，以水四升，先煮栀子，得二升，内豉，煮取一升半，去滓，分为二服，温进一服，得吐者，止后服。

栀子甘草豉汤方

栀子十四个（擘）、甘草二两（炙）、香豉四合（绵裹）。上三味，以水四升，先煮栀子、甘草，取二升半，内豉，煮取一升半，去滓，分二服，温进一服，得吐者，止后服。

栀子生姜豉汤方

栀子十四个（擘）、生姜五两、香豉四合（绵裹）。上三味，以水四升，先煮栀子、生姜，取二升半，内豉，煮取一升半，去滓，分二服，温进一服，得吐者，止后服。

77．发汗若下之，而烦热胸中窒者，栀子豉汤主之。

78．伤寒五六日，大下之后，身热不去，心中结痛者，未欲解也，栀子豉汤主之。

79．伤寒下后，心烦腹满，卧起不安者，栀子厚朴汤主之。

栀子厚朴汤方

栀子十四个（擘）、厚朴四两（炙，去皮）、枳实四枚（水浸，炙令黄）。上三味，以水三升半，煮取一升半，去滓，分二服，温进一服，得吐者，止后服。

82．太阳病，发汗，汗出不解，其人仍发热，心下悸，头眩，身瞤动，振振欲擗地者，真武汤主之。

真武汤方

茯苓、芍药、生姜各三两（切）、白术二两、附子一枚（炮，去皮，破八片）。上五味，以水八升，煮取三升，去滓，温服七合，日三服。

91．伤寒，医下之，续得下利清谷不止，身疼痛者，急当救里；后身疼痛，清便自调者，急当救表。救里宜四逆汤，救表宜桂枝汤。

92．病发热头痛，脉反沉，若不差，身体疼痛，当救其里，四逆汤方。

94．太阳病未解，脉阴阳俱停，必先振慄汗出而解。但阳脉微者，先汗出而解；但阴脉微者，下之而解。若欲下之，宜调胃承气汤。

95．太阳病，发热汗出者，此为荣弱卫强，故使汗出。欲救邪风者，宜桂枝汤。

96．伤寒五六日中风，往来寒热，胸胁苦满，嘿嘿不欲饮食，心烦喜呕，或胸中烦而不呕，或渴，或腹中痛，或胁下痞鞕，或心下悸、小便不利，或不渴、身有微热，或咳者，小柴胡汤主之。

小柴胡汤方

柴胡半斤、黄芩三两、人参三两、半夏半升（洗）、甘草（炙）、生姜各三两（切）、大枣十二枚（擘）。上七味，以水一斗二升，煮取六升，去滓，再煎取三升，温服一升，日三服。若胸中烦而不呕者，去半夏、人参，加栝楼实一枚；若渴，去半夏，加人参合前成四两半，栝楼根四两；若腹中痛者，去黄芩，加芍药三两；若胁下痞鞕，去大枣，加牡蛎四两；若心下悸、小便不利者，去黄苓，加茯苓四两；若不渴，外有微热者，去人参，加桂枝三两，温覆微汗愈；若咳者，去人参、大枣、生姜，加五味子半升，干姜二两。

97．血弱气尽，腠理开，邪气因入，与正气相搏，结于胁下。正邪分争，往来寒热，休作有时，嘿嘿不欲饮食。脏腑相连，其痛必下，邪高痛下，故使呕也。小柴胡汤主之。服柴胡汤已，渴者，属阳明，以法治之。

99．伤寒四五日，身热恶风，颈项强，胁下满，手足温而渴者，小柴胡汤主之。

100．伤寒，阳脉涩，阴脉弦，法当腹中急痛，先与小建中汤；不差者，小柴胡汤主之。

小建中汤方

桂枝三两（去皮）、甘草二两（炙）、大枣十二枚（擘）、芍药六两、生姜三两（切）、胶饴一升，上六味，以水七升，煮取三升，去滓，内饴，更上微火消解，温服一升，日三服。呕家不可用建中汤，以甜故也。

102．伤寒二三日，心中悸而烦者，小建中汤主之。

103．太阳病，过经十余日，反二三下之，后四五日，柴胡证仍在者，先与小柴胡。呕不止，心下急，郁郁微烦者，为未解也，与大柴胡汤，下之则愈。

大柴胡汤方

柴胡半斤、黄芩三两、芍药三两、半夏半升（洗）、生姜五两（切）、枳实四枚（炙）、大枣十二枚（擘）。上七味，以水一斗二升，煮取六升，去滓再煎，温服一升，日三服。一方加大黄二两。若不加，恐不为大柴胡汤。

104．伤寒十三日不解，胸胁满而呕，日晡所发潮热，已而微利。此本柴胡证，下之以不得利，今反利者，知医以丸药下之，此非其治也。潮热者，实也，先宜服小柴胡汤以解外，后以柴胡加芒硝汤主之。

柴胡加芒硝汤方

柴胡二两十六殊、黄芩一两、人参一两、甘草一两（炙）、生姜一两（切）、半夏二十铢（本云五枚，洗）、大枣四枚（擘）、芒硝二两，上八味，以水四升，煮取二升，去滓，内芒硝，更煮微沸，分温再服，不解更作。

105．伤寒十三日，过经谵语者，以有热也，当以汤下之。若小便利者，大便当鞕，而反下利，脉调和者，知医以丸药下之，非其治也。若自下利者，脉当微厥，今反和者，此为内实也，调胃承气汤主之。

106．太阳病不解，热结膀胱，其人如狂，血自下，下者愈。其外不解者，尚未可攻，当先解其外；外解已，但少腹急结者，乃可攻之，宜桃核承气汤。

桃核承气汤方

桃仁五十个（去皮尖）、大黄四两、桂枝二两（去皮）、甘草二两（炙）、芒硝二两，上五味，以水七升，煮取二升半，去滓，内芒硝，更上火微沸，下火，先食温服五合，日三服，当微利。

107．伤寒八九日，下之，胸满烦惊，小便不利，谵语，一身尽重，不可转侧者，柴胡加龙骨牡蛎汤主之。

柴胡加龙骨牡蛎汤方

柴胡四两、龙骨、黄芩、生姜（切）铅丹、人参、桂枝（去皮）、茯苓各一两半、半夏二合半（洗）、大黄二两、牡蛎一两半（熬）、大枣六枚（擘）。上十二味，以水八升，煮取四升，内大黄，切如棋子，更煮一两沸，去滓，温服一升。本云，柴胡汤今加龙骨等。

112．伤寒脉浮，医者以火迫劫之，亡阳，必惊狂，卧起不安者，桂枝去芍药加蜀漆牡蛎龙骨救逆汤主之。

桂枝去芍药加蜀漆牡蛎龙骨救逆汤方

桂枝三两（去皮）、甘草二两（炙）、生姜三两（切）、大枣十二枚（擘）、牡蛎五两（熬）、蜀漆三两（洗去腥）、龙骨四两，上七味，以水一斗二升，先煮蜀漆，减二升，内诸药，煮取三升，去滓，温服一升。本云，桂枝汤今去芍药加蜀漆、牡蛎、龙骨。

117．烧针令其汗，针处被寒，核起而赤者，必发奔豚。气从少腹上冲心者，灸其核上各一壮，与桂枝加桂汤，更加桂二两也。

桂枝加桂汤方

桂枝五两（去皮）、芍药三两、生姜三两（切）、甘草二两（炙）、大枣十二枚（擘）。上五味，以水七升，煮取三升，去滓，温服一升。本云，桂枝汤今加桂满五两。所以加桂者，以能泄奔豚气也。

118．火逆下之，因烧针烦躁者，桂枝甘草龙骨牡蛎汤主之。

桂枝甘草龙骨牡蛎汤方

桂枝一两（去皮）、甘草二两（炙）、牡蛎二两（熬）、龙骨二两，上四味，以水五升，煮取二升半，去滓，温服八合，日三服。

123．太阳病，过经十余日，心下温温欲吐，而胸中痛，大便反溏，腹微满，郁郁微烦。先此时自极吐下者，与调胃承气汤。若不尔者，不可与。但欲呕，胸中痛，微溏者，此非柴胡汤证，以呕故知极吐下也。调胃承气汤。

124．太阳病六七日，表证仍在，脉微而沉，反不结胸，其人发狂者，以热在下焦，少腹当鞕满，小便自利者，下血乃愈。所以然者，以太阳随经，瘀热在里故也。抵当汤主之。

抵当汤方

水蛭（熬）、虻虫各三十个（去翅足，熬）、桃仁二十个（去皮尖）、大黄三两（酒洗）。上四味，以水五升，煮取三升，去滓，温服一升。不下，更服。

125. 太阳病，身黄，脉沉结，少腹鞕，小便不利者，为无血也。小便自利，其人如狂者，血证谛也，抵当汤主之。

126. 伤寒有热，少腹满，应小便不利，今反利者，为有血也。当下之，不可余药，宜抵当丸。

抵当丸方

水蛭二十个（熬）、虻虫二十个（去翅足，熬）、桃仁二十五个（去皮尖）、大黄三两，上四味，捣分四丸，以水一升，煮一丸，取七合，服之。晬时当下血，若不下者更服。

131. 病发于阳，而反下之，热入因作结胸；病发于阴，而反下之，因作痞也。所以成结胸者，以下之太早故也。结胸者，项亦强，如柔痓状，下之则和，宜大陷胸丸。

大陷胸丸方

大黄半斤、葶苈子半升（熬）、芒硝半升、杏仁半升（去皮尖，熬黑）。上四味，捣筛二味，内杏仁、芒硝，合研如脂，和散。取如弹丸一枚，别捣甘遂末一钱匕，白蜜二合，水二升，煮取一升，温顿服之，一宿乃下。如不下，更服，取下为效。禁如药法。

134. 太阳病，脉浮而动数，浮则为风，数则为热，动则为痛，数则为虚，头痛发热，微盗汗出，而反恶寒者，表未解也。医反下之，动数变迟，膈内拒痛，胃中空虚，客气动膈，短气躁烦，心中懊憹，阳气内陷，心下因鞕，则为结胸。大陷胸汤主之。若不结胸，但头汗出，余处无汗，剂颈而还，小便不利，身必发黄。

大陷胸汤方

大黄六两（去皮）、芒硝一升、甘遂一钱匕，上三味，以水六升，先煮大黄取二升，去滓，内芒硝，煮一两沸，内甘遂末，温服一升。得快利，止后服。

135. 伤寒六七日，结胸热实，脉沉而紧，心下痛，按之石鞕者，大陷胸汤主之。

136. 伤寒十余日，热结在里，复往来寒热者，与大柴胡汤。但结胸，无大热者，此为水结在胸胁也。但头微汗出者，大陷胸汤主之。

137. 太阳病，重发汗而复下之，不大便五六日，舌上燥而渴，日晡所小有潮热，从心下至少腹鞕满而痛不可近者，大陷胸汤主之。

138．小结胸病，正在心下，按之则痛，脉浮滑者，小陷胸汤主之。

小陷胸汤方

黄连一两、半夏半升（洗）、栝楼实大者一枚，上三味，以水六升，先煮栝楼，取三升，去滓，内诸药，煮取二升，去滓，分温三服。

141．病在阳，应以汗解之，反以冷水潠之，若灌之，其热被劫不得去，弥更益烦，肉上粟起，意欲饮水，反不渴者，服文蛤散；若不差者，与五苓散。寒实结胸，无热证者，与三物白散、小陷胸汤。

文蛤散方

文蛤五两，上一味，为散，以沸汤和一方寸匕服，汤用五合。

三物白散方

桔梗三分、巴豆一分（去皮心，熬黑研如脂）、贝母三分，上三味为散，内巴豆，更于臼中杵之，以白饮和服，强人半钱匕，羸者减之。病在膈上必吐，在膈下必利。不利，进热粥一杯；利过不止，进冷粥一杯。身热皮粟不解，欲引衣自覆，若以水潠之、洗之，益令热却不得出，当汗而不汗则烦。假令汗出已，腹中痛，与芍药三两，如上法。

144．妇人中风，七八日续得寒热，发作有时，经水适断者，此为热入血室，其血必结，故使如疟状，发作有时，小柴胡汤主之。

146．伤寒六七日，发热，微恶寒，支节烦疼，微呕，心下支结，外证未去者，柴胡桂枝汤主之。

柴胡桂枝汤方

桂枝一两半（去皮）、黄芩一两半、人参一两半、甘草一两（炙）、半夏二合半（洗）、芍药一两半、大枣六枚（擘）、生姜一两半（切）、柴胡四两，上九味，以水七升，煮取三升，去滓，温服一升。本云人参汤，作如桂枝法，加半夏、柴胡、黄芩，复如柴胡法。今用人参作半剂。

147．伤寒五六日，已发汗而复下之，胸胁满微结，小便不利，渴而不呕，但头汗出，往来寒热，心烦者，此为未解也，柴胡桂枝干姜汤主之。

柴胡桂枝干姜汤方

柴胡半斤、桂枝三两（去皮）、干姜二两、栝楼根四两、黄芩三两、牡蛎二两（熬）、甘草二两（炙）。上七味，以水一斗二升，煮取六升，去滓，再煎取三升，温服一升，日三服。初服微烦，复服汗出便愈。

148．伤寒五六日，头汗出，微恶寒，手足冷，心下满，口不欲食，大便鞕，脉细者，此为阳微结，必有表，复有里也。脉沉，亦在里也。汗出为阳微。假令纯阴结，不得复有外证，悉入在里，此为半在里半在外也。脉虽沉紧，不得为少阴病，所以然者，阴不得有汗，今头汗出，故知非少阴也，可与小柴胡汤。设不了了者，得屎而解。

149. 伤寒五六日，呕而发热者，柴胡汤证具，而以他药下之，柴胡证仍在者，复与柴胡汤。此虽已下之，不为逆，必蒸蒸而振，却发热汗出而解。若心下满而鞕痛者，此为结胸也，大陷胸汤主之。但满而不痛者，此为痞，柴胡不中与之，宜半夏泻心汤。

半夏泻心汤方

半夏半升（洗）、黄芩、干姜、人参、甘草（炙）各三两、黄连一两、大枣十二枚（擘）。上七味，以水一斗，煮取六升，去滓，再煎取三升，温服一升，日三服。

155. 心下痞，而复恶寒汗出者，附子泻心汤主之。

附子泻心汤方

大黄二两、黄连一两、黄芩一两、附子一枚（炮，去皮，破，别煮取汁）。上四味，切三味，以麻沸汤二升渍之，须臾，绞去滓，内附子汁，分温再服。

156. 本以下之，故心下痞，与泻心汤。痞不解，其人渴而口燥烦，小便不利者，五苓散主之。

157. 伤寒，汗出解之后，胃中不和，心下痞鞕，干噫食臭，胁下有水气，腹中雷鸣，下利者，生姜泻心汤主之。

生姜泻心汤方

生姜四两（切）、甘草三两（炙）、人参三两、干姜一两、黄芩三两、半夏半升（洗）、黄连一两、大枣十二枚（擘）。上八味，以水一斗，煮取六升，去滓，再煎取三升，温服一升，日三服。附子泻心汤，本云加附子。半夏泻心汤、甘草泻心汤，同体别名耳。生姜泻心汤，本云理中人参黄芩汤，去桂枝、术，加黄连并泻肝法。

158. 伤寒中风，医反下之，其人下利日数十行，谷不化，腹中雷鸣，心下痞鞕而满，干呕心烦不得安。医见心下痞，谓病不尽，复下之，其痞益甚。此非结热，但以胃中虚，客气上逆，故使鞕也。甘草泻心汤主之。

甘草泻心汤方

甘草四两（炙）、黄芩三两、干姜三两、半夏半升（洗）、大枣十二枚（擘）、黄连一两，上六味，以水一斗，煮取六升，去滓，再煎取三升，温服一升，日三服。

161. 伤寒发汗，若吐若下，解后心下痞鞕，噫气不除者，旋覆代赭汤主之。

旋覆代赭汤方

旋覆花三两、人参二两、生姜五两、代赭一两、甘草三两（炙）、半夏半升（洗）、大枣十二枚（擘）。上七味，以水一斗，煮取六升，去滓，再煎取三升。温服一升，日三服。

162．下后不可更行桂枝汤，若汗出而喘，无大热者，可与麻黄杏子甘草石膏汤。

163．太阳病，外证未除，而数下之，遂协热而利，利下不止，心下痞鞕，表里不解者，桂枝人参汤主之。

桂枝人参汤方

桂枝四两（别切）、甘草四两（炙）、白术三两、人参三两、干姜三两，上五味，以水九升，先煮四味，取五升，内桂，更煮取三升，去滓，温服一升，日再夜一服。

164．伤寒大下后，复发汗，心下痞，恶寒者，表未解也。不可攻痞，当先解表，表解乃可攻痞。解表宜桂枝汤，攻痞宜大黄黄连泻心汤。

165．伤寒发热，汗出不解，心中痞鞕，呕吐而下利者，大柴胡汤主之。

172．太阳与少阳合病，自下利者，与黄芩汤；若呕者，黄芩加半夏生姜汤主之。

黄芩汤方

黄芩三两、芍药二两、甘草二两（炙）、大枣十二枚（擘）。上四味，以水一斗，煮取三升，去滓，温服一升，日再夜一服。

黄芩加半夏生姜汤方

黄芩三两、芍药二两、甘草二两（炙）、大枣十二枚（擘）、半夏半升（洗）、生姜一两半（切）。上六味，以水一斗，煮取三升，去滓，温服一升，日再夜一服。

173．伤寒胸中有热，胃中有邪气，腹中痛，欲呕吐者，黄连汤主之。

黄连汤方

黄连三两、甘草三两（炙）、干姜三两、桂枝三两（去皮）、人参二两、半夏半升（洗）、大枣十二枚（擘）。上七味，以水一斗，煮取六升，去滓，温服，昼三夜二。疑非仲景方。

174．伤寒八九日，风湿相搏，身体疼烦，不能自转侧，不呕，不渴，脉浮虚而涩者，桂枝附子汤主之。若其人大便鞕，小便自利者，去桂加白术汤主之。

桂枝附子汤方

桂枝四两（去皮）、附子三枚（炮，去皮，破）、生姜二两（切）、大枣十二枚（擘），甘草二两（炙）。上五味，以水六升，煮取二升，去滓，分温三服。

桂枝附子去桂加白术汤方

附子三枚（炮，去皮，破）、白术四两、生姜三两（切）、甘草二两（炙）、大枣十二枚（擘）。上五味，以水六升，煮取二升，去滓，分温三服。初一服，其人身如痹，半日许复服之，三服都尽，其人如冒状，勿怪，此以附子、术，并走皮内，逐水气未得除，故使之耳。法当加桂四两。此本一方二法，以大便鞕，小便自利，去桂也；以大便不鞕，小便不利，当加桂。附子三枚恐多也，虚弱家及产妇，宜减服之。

175. 风湿相搏，骨节疼烦，掣痛不得屈伸，近之则痛剧，汗出短气，小便不利，恶风不欲去衣，或身微肿者，甘草附子汤主之。

甘草附子汤方

甘草二两（炙）、附子二枚（炮，去皮，破）、白术二两、桂枝四两（去皮）。上四味，以水六升，煮取三升，去滓，温服一升，日三服。初服得微汗则解，能食。汗止复烦者，将服五合。恐一升多者,宜服六七合为始。

176. 伤寒脉结代，心动悸，炙甘草汤主之。

炙甘草汤方

甘草四两（炙）、生姜三两（切）、人参二两、生地黄一斤、桂枝三两（去皮）、阿胶二两、麦门冬半升（去心）、麻仁半升、大枣三十枚（擘）。上九味，以清酒七升，水八升，先煮八味取三升，去滓，内胶烊消尽，温服一升，日三服。一名复脉汤。

207. 阳明病，不吐不下，心烦者，可与调胃承气汤。

调胃承气汤方

甘草二两（炙）、芒硝半升、大黄四两（清酒洗）。上三味，切，以水三升，煮二物至一升，去滓，内芒硝，更上微火一二沸，温顿服之，以调胃气。

208. 阳明病，脉迟，虽汗出不恶寒者，其身必重，短气腹满而喘，有潮热者，此外欲解，可攻里也。手足濈然汗出者，此大便已鞕也，大承气汤主之；若汗多，微发热恶寒者，外未解也。其热不潮，未可与承气汤；若腹大满不通者，可与小承气汤，微和胃气，勿令至大泄下。

大承气汤方

大黄四两（酒洗）、厚朴半斤（炙，去皮）、枳实五枚（炙）、芒硝三合，上四味，以水一斗，先煮二物，取五升，去滓，内大黄，更煮取二升，去滓，内芒硝，更上微火一两沸。分温再服，得下，余勿服。

小承气汤方

大黄四两、厚朴二两（炙，去皮）、枳实三枚（大者，炙）。上三味，以水四升，煮取一升二合，去滓，分温二服。初服汤当更衣；不尔者，尽饮之。若更衣者，勿服之。

209. 阳明病，潮热，大便微鞕者，可与大承气汤，不鞕者不可与之。若不大便六七日，恐有燥屎，欲知之法，少与小承气汤，汤入腹中，转矢气者，此有燥屎也，乃可攻之。若不转矢气者，此但初头鞕，后必溏，不可攻之，攻之必胀满不能食也。欲饮水者，与水则哕。其后发热者，必大便复鞕而少也，以小承气汤和之。不转矢气者，慎不可攻也。

212. 伤寒若吐若下后不解，不大便五六日，上至十余日，日晡所发潮热，不恶寒，独语如见鬼状。若剧者，发则不识人，循衣摸床，惕而不安，微喘直视，脉弦者生，涩者死。微者，但发热谵语者，大承气汤主之。若一服利，则止后服。

215. 阳明病，谵语有潮热，反不能食者，胃中必有燥屎五六枚也；若能食者，但鞕耳。宜大承气汤下之。

217. 汗出谵语者，以有燥屎在胃中，此为风也。须下者，过经乃可下之。下之若早，语言必乱，以表虚里实故也。下之愈，宜大承气汤。

220. 二阳并病，太阳证罢，但发潮热，手足漐漐汗出，大便难而谵语者，下之则愈，宜大承气汤。

221. 阳明病，脉浮而紧，咽燥口苦，腹满而喘，发热汗出，不恶寒反恶热，身重。若发汗则躁，心愦愦反谵语；若加温针，必怵惕烦躁不得眠。若下之，则胃中空虚，客气动膈，心中懊憹，舌上胎者，栀子豉汤主之。

223. 若脉浮发热，渴欲饮水，小便不利者，猪苓汤主之。

猪苓汤方

猪苓（去皮）、茯苓、泽泻、阿胶、滑石（碎）各一两，上五味，以水四升，先煮四味，取二升，去滓，内阿胶烊消，温服七合，曰三服。

224. 阳明病，汗出多而渴者，不可与猪苓汤，以汗多胃中燥，猪苓汤复利其小便故也。

225. 脉浮而迟，表热里寒，下利清谷者，四逆汤主之。

四逆汤方

甘草二两（炙）、干姜一两半、附子一枚（生用，去皮，破八片）。上三味，以水三升，煮取一升二合，去滓，分温二服。强人可大附子一枚，干姜三两。

228. 阳明病，下之，其外有热，手足温，不结胸，心中懊憹，饥不能食，但头汗出者，栀子豉汤主之。

229. 阳明病，发潮热，大便溏，小便自可，胸胁满不去者，与小柴胡汤。

230. 阳明病，胁下鞕满，不大便而呕，舌上白胎者，可与小柴胡汤。上焦得通，津液得下，胃气因和，身濈然汗出而解。

231. 阳明中风，脉弦浮大而短气，腹都满，胁下及心痛，久按之气不通，鼻干不得汗，嗜卧，一身及目悉黄，小便难，有潮热，时时哕，耳前后肿，刺之小差，外不解，病过十日，脉续浮者，与小柴胡汤。

232. 脉但浮，无余证者，与麻黄汤。若不尿，腹满加哕者，不治。

234. 阳明病，脉迟，汗出多，微恶寒者，表未解也，可发汗，宜桂枝汤。

235. 阳明病，脉浮，无汗而喘者，发汗则愈，宜麻黄汤。

236. 阳明病，发热汗出者，此为热越，不能发黄也。但头汗出，身无汗，剂颈而还，小便不利，渴引水浆者，此为瘀热在里，身必发黄，茵陈蒿汤主之。

茵陈蒿汤方

茵陈蒿六两、栀子十四枚（擘）、大黄二两（去皮）。上三味，以水一斗二升，先煮茵陈减六升，内二味，煮取三升，去滓，分三服。小便当利，尿如皂荚汁状，色正赤，一宿腹减，黄从小便去也。

237. 阳明证，其人喜忘者，必有蓄血。所以然者，本有久瘀血，故令喜忘。屎虽鞕，大便反易，其色必黑者，宜抵当汤下之。

238. 阳明病，下之，心中懊憹而烦，胃中有燥屎者，可攻。腹微满，初头鞕，后必溏，不可攻之。若有燥屎者，宜大承气汤。

240. 病人烦热，汗出则解，又如疟状，日晡所发热者，属明也。脉实者，宜下之；脉浮虚者，宜发汗。下之与大承气汤，发汗宜桂枝汤。

241. 大下后，六七日不大便，烦不解，腹满痛者，此有燥屎也。所以然者，本有宿食故也，宜大承气汤。

243. 食谷欲呕，属阳明也，吴茱萸汤主之。得汤反剧者，属上焦也。

吴茱萸汤方

吴茱萸一升（洗）、人参三两、生姜六两（切）、大枣十二枚（擘）。上四味，以水七升，煮取二升，去滓，温服七合，日三服。

244. 太阳病，寸缓关浮尺弱，其人发热汗出，复恶寒，不呕，但心下痞者，此以医下之也。如其不下者，病人不恶寒而渴者，此转属阳明也。小便数者，大便必鞕，不更衣十日，无所苦也。渴欲饮水，少少与之，但以法救之。渴者，宜五苓散。

247. 趺阳脉浮而涩，浮则胃气强，涩则小便数，浮涩相搏，大便则鞕，其脾为约，麻子仁丸主之。

麻子仁丸方

麻子仁二升、芍药半斤、枳实半斤（炙）、大黄一斤（去皮）、厚朴一尺（炙，去皮）、杏仁一升（去皮尖，熬，别作脂）。上六味，蜜和丸如梧桐子大。饮服十丸，日三服，渐加，以知为度。

248. 太阳病三日，发汗不解，蒸蒸发热者，属胃也，调胃承气汤主之。

249. 伤寒吐后，腹胀满者，与调胃承气汤。

251. 得病二三日，脉弱，无太阳、柴胡证，烦躁，心下鞕。至四五日，虽能食，以小承气汤，少少与，微和之，令小安，至六日，与承气汤一升。若不大便六七日，小便少者，虽不受食，但初头鞕，后必溏，未定成鞕，攻之必溏；须小便利，屎定鞕，乃可攻之，宜大承气汤。

252. 伤寒六七日，目中不了了，睛不和，无表里证，大便难，身微热者，此为实也，急下之，宜大承气汤。

253. 阳明病，发热汗多者，急下之，宜大承气汤。

254. 发汗不解，腹满痛者，急下之，宜大承气汤。

255. 腹满不减，减不足言，当下之，宜大承气汤。

256. 阳明少阳合病，必下利。其脉不负者，为顺也。负者，失也，互相克贼，名为负也。脉滑而数者，有宿食也，当下之，宜大承气汤。

260. 伤寒七八日，身黄如橘子色，小便不利，腹微满者，茵陈蒿汤主之。

262. 伤寒瘀热在里，身必黄，麻黄连轺赤小豆汤主之。

麻黄连轺赤小豆汤方

麻黄二两（去节）、连轺二两（连翘根是）、杏仁四十个（去皮尖）、赤小豆一升、大枣十二枚（擘）、生梓白皮（切）一升、生姜二两（切）、甘草二两（炙）。上八味，以潦水一斗，先煮麻黄再沸，去上沫，内诸药，煮取三升，去滓，分温三服，半日服尽。

266. 本太阳病不解，转入少阳者，胁下鞕满，干呕不能食，往来寒热，尚未吐下，脉沉紧者，与小柴胡汤。

276. 太阴病，脉浮者，可发汗，宜桂枝汤。

279. 本太阳病，医反下之，因而腹满时痛者，属太阴也，桂枝加芍药汤主之；大实痛者，桂枝加大黄汤主之。

桂枝加芍药汤方

桂枝三两（去皮）、芍药六两、甘草二两（炙）、大枣十二枚（擘）、生姜三两（切）。上五味，以水七升，煮取三升，去滓，温分三服。本云，桂枝汤，今加芍药。

桂枝加大黄汤方

桂枝三两（去皮）、大黄二两、芍药六两、生姜三两（切）、甘草二两（炙）、大枣十二枚（擘）。上六味，以水七升，煮取三升，去滓，温服一升，日三服。

301．少阴病，始得之，反发热，脉沉者，麻黄细辛附子汤主之。

麻黄细辛附子汤方

麻黄二两（去节）、细辛二两、附子一枚（炮，去皮，破八片）。上三味，以水一斗，先煮麻黄，减二升，去上沫，内诸药，煮取三升，去滓，温服一升，日三服。

302．少阴病，得之二三日，麻黄附子甘草汤微发汗。以二三 日无证，故微发汗也。

麻黄附子甘草汤方

麻黄二两（去节）、甘草二两（炙）、附子一枚（炮，去皮，破八片）。上三味，以水七升，先煮麻黄一两沸，去上沫，内诸药，煮取三升，去滓，温服一升，日三服。

303．少阴病，得之二三日以上，心中烦，不得卧，黄连阿胶汤主之。

黄连阿胶汤方

黄连四两、黄芩二两、芍药二两、鸡子黄二枚、阿胶三两。上五味，以水六升，先煮三物，取二升，去滓，内胶烊尽，小冷，内鸡子黄，搅令相得，温服七合，日三服。

304．少阴病，得之一二日，口中和，其背恶寒者，当灸之，附子汤主之。

附子汤方

附子二枚（炮，去皮，破八片）、茯苓三两、人参二两、白术四两、芍药三两。上五味，以水八升，煮取三升，去滓，温服一升，日三服。

305．少阴病，身体痛，手足寒，骨节痛，脉沉者，附子汤主之。

309．少阴病，吐利，手足逆冷，烦躁欲死者，吴茱萸汤主之。

313．少阴病，咽中痛，半夏散及汤主之。

半夏散及汤方

半夏（洗）、桂枝（去皮）、甘草（炙）。上三味，等分。各别捣筛已，合治之，白饮和服方寸匕，日三服。若不能散服者，以水一升，煎七沸，内散两方寸匕，更煮三沸，下火令小冷，少少咽之。半夏有毒，不当散服。

314．少阴病，下利，白通汤主之。

白通汤方

葱白四茎、干姜一两、附子一枚（生，去皮，破八片）。上三味，以水三升，煮取一升，去滓，分温再服。

315．少阴病，下利脉微者，与白通汤。利不止，厥逆无脉，干呕烦者，白通加猪胆汁汤主之。服汤脉暴出者死，微续者生。

白通加猪胆汁汤方

葱白四茎、干姜一两、附子一枚（生，去皮，破八片）、人尿五合、猪胆汁一合。上五味，以水三升，煮取一升，去滓，内胆汁.人尿，和令相得，分温再服。若无胆，亦可用。

316．少阴病，二三日不已，至四五日，腹痛，小便不利，四 肢沉重疼痛，自下利者，此为有水气。其人或咳，或小便利，或下利，或呕者，真武汤主之。

真武汤方

茯苓三两、芍药三两、白术二两、生姜三两（切）、附子一枚（炮，去皮，破八片）。上五味，以水八升，煮取三升，去滓，温服七合，日三服。若咳者，加五味子半升，细辛一两，干姜一两；若小便利者，去茯苓；若下利者，去芍药，加干姜二两；若呕者，去附子，加生姜，足前为半斤。

317．少阴病，下利清谷，里寒外热，手足厥逆，脉微欲绝，身反不恶寒，其人面色赤，或腹痛，或干呕，或咽痛，或利止脉不出者，通脉四逆汤主之。

通脉四逆汤方

甘草二两（炙）、附子大者一枚（生用，去皮，破八片）、干姜三两（强人可四两）。上三味，以水三升，煮取一升二合，去滓，分温再服，其脉即出者愈。面色赤者，加葱九茎；腹中痛者，去葱，加芍药二两；呕者，加生姜二两；咽痛者，去芍药，加桔梗一两；利止脉不出者，去桔梗，加人参二两。病皆与方相应者，乃服之。

318．少阴病，四逆，其人或咳，或悸，或小便不利，或腹中痛，或泄利下重者，四逆散主之。

四逆散方

甘草（炙）、枳实（破，水渍，炙干）、柴胡、芍药。上四味，各十分，捣筛，白饮和服方寸匕，日三服。咳者，五味子、干姜各五分，并主下利；悸者，加桂枝五分；小便不利者，加茯苓五分；腹中痛者，加附子一枚，炮令坼；泄利下重者，先以水五升，煮薤白三升，煮取三升，去滓，以散三方寸匕，内汤中，煮取一升半，分温再服。

319. 少阴病，下利六七日，咳而呕渴，心烦不得眠者，猪苓汤主之。

猪苓汤方

猪苓（去皮）、茯苓、阿胶、泽泻、滑石各一两。上五味以水四升，先煮四物，取二升，去滓，内阿胶烊尽，温服七合，曰三服。

320. 少阴病，得之二三日，口燥咽干者，急下之，宜大承气汤。

321. 少阴病，自利清水，色纯青，心下必痛，口干燥者，可下之，宜大承气汤。

322. 少阴病，六七日，腹胀不大便者，急下之，宜大承气汤。

323. 少阴病，脉沉者，急温之，宜四逆汤。

四逆汤方

甘草二两（炙）、干姜一两半、附子一枚（生用，去皮，破八片）。上三味，以水三升，煮取一升二合，去滓，分温再服。强人可大附子一枚、干姜三两。

324. 少阴病，饮食入口则吐，心中温温欲吐，复不能吐。始得之，手足寒，脉弦迟者，此胸中实，不可下也，当吐之。若膈上有寒饮，干呕者，不可吐也，当温之，宜四逆汤。

333. 伤寒脉迟六七日，而反与黄芩汤彻其热。脉迟为寒，今与黄芩汤，复除其热，腹中应冷，当不能食，今反能食，此名除中，必死。

338. 伤寒脉微而厥，至七八日肤冷，其人躁无暂安时者，此为脏厥，非蛔厥也。蛔厥者，其人当吐蛔。今病者静，而复时烦者，此为脏寒。蛔上入其膈，故烦，须臾复止，得食而呕，又烦者，蛔闻食臭出，其人常自吐蛔。蛔厥者，乌梅丸主之。又主久利。

乌梅丸方

乌梅三百枚、细辛六两、干姜十两、黄连十六两、当归四两、附子六两（炮，去皮）、蜀椒四两（出汗）、桂枝（去皮）六两、人参六两、黄柏六两。上十味，异捣筛，合治之，以苦酒渍乌梅一宿，去核，蒸之五斗米下，饭熟捣成泥，和药令相得，内臼中，与蜜杵二千下，丸如梧桐子大。先食饮服十丸，曰三服，稍加至二十丸。禁生冷、滑物、臭食等。

352. 若其人内有久寒者，宜当归四逆加吴茱萸生姜汤。

当归四逆加吴茱萸生姜汤方

当归三两、芍药三两、甘草二两（炙）、通草二两、桂枝三两（去皮）、细辛三两、生姜半斤（切）、吴茱萸二升、大枣二十五枚（擘）。上九味，以水六升，清酒六升和，煮取五升，去滓，温分五服。

353．大汗出，热不去，内拘急，四肢疼，又下利厥逆而恶寒者，四逆汤主之。

354．大汗，若大下利，而厥冷者，四逆汤主之。

356．伤寒厥而心下悸，宜先治水，当服茯苓甘草汤，却治其厥。不尔，水渍入胃，必作利也。

357．伤寒六七日，大下后，寸脉沉而迟，手足厥逆，下部脉不至，喉咽不利，唾脓血，泄利不止者，为难治，麻黄升麻汤主之。

麻黄升麻汤方

麻黄二两半（去节）、升麻一两一分、当归一两一分、知母十八铢、黄芩十八铢、萎蕤十八铢、芍药六铢、天门冬六铢（去心）、桂枝六铢（去皮）、茯苓六铢、甘草六铢（炙）、石膏六铢（碎，绵裹）、白术六铢、干姜六铢。上十四味，以水一斗，先煮麻黄一两沸，去上沫，内诸药，煮取三升，去滓，分温三服，相去如炊三斗米顷令尽，汗出愈。

359．伤寒本自寒下，医复吐下之，寒格更逆吐下，若食入口即吐，干姜黄芩黄连人参汤主之。

干姜黄芩黄连人参汤方

干姜、黄芩、黄连、人参各三两。上四味，以水六升，煮取二升，去滓，分温再服。

370．下利清谷，里寒外热，汗出而厥者，通脉四逆汤主之。

通脉四逆汤方

甘草二两（炙）、附子大者一枚（生用，去皮，破八片）、干姜三两（强人可四两）。上三味，以水三升，煮取一升二合，去滓，分温再服，其脉即出者愈。

371．热利下重者，白头翁汤主之。

白头翁汤方

白头翁二两、黄柏三两、黄连三两、秦皮三两。上四味，以水七升，煮取二升，去滓，温服一升，不愈，更服一升。

372．下利腹胀满，身体疼痛者，先温其里，乃攻其表，温里宜四逆汤，攻表宜桂枝汤。

373．下利欲饮水者，以有热故也，白头翁汤主之。

375．下利后更烦，按之心下濡者，为虚烦也，宜栀子豉汤。

377．呕而脉弱，小便复利，身有微热，见厥者难治，四逆汤主之。

378．干呕吐涎沫，头痛者，吴茱萸汤主之。

吴茱萸汤方

吴茱萸一升（汤洗七遍）、人参三两、大枣十二枚（擘）、生姜六两（切）。上四味，以水七升，煮取二升，去滓，温服七合，日三服。

379．呕而发热者，小柴胡汤主之。

385．恶寒脉微而复利，利止亡血也，四逆加人参汤主之。

四逆加人参汤方

甘草二两（炙）、附子一枚（生，去皮，破八片）、干姜一两半、人参一两。上四味，以水三升，煮取一升二合，去滓，分温再服。

386．霍乱，头痛发热，身疼痛，热多欲饮水者，五苓散主之；寒多不用水者，理中丸主之。

理中丸方

人参、干姜、甘草（炙）、白术各三两。上四味，捣筛，蜜和为丸，如鸡子黄许大。以沸汤数合，和一丸，研碎，温服之，日三四，夜二服。腹中未热，益至三四丸，然不及汤。汤法，以四物依两数切，用水八升，煮取三升，去滓，温服一升，日三服。若脐上筑者，肾气动也，去术，加桂四两；吐多者，去术，加生姜三两；下多者，还用术；悸者，加茯苓二两；渴欲得水者，加术，足前成四两半；腹中痛者，加人参，足前成四两半；寒者，加干姜，足前成四两半；腹满者，去术，加附子一枚。服汤后如食顷，饮热粥一升许，微自温，勿发揭衣被。

387．吐利止，而身痛不休者，当消息和解其外，宜桂枝汤小和之。

388．吐利汗出，发热恶寒，四肢拘急，手足厥冷者，四逆汤主之。

389．既吐且利，小便复利，而大汗出，下利清谷，内寒外热，脉微欲绝者，四逆汤主之。

390．吐已下断，汗出而厥，四肢拘急不解，脉微欲绝者，通脉四逆加猪胆汤主之。

通脉四逆加猪胆汤方

甘草二两（炙）、干姜三两（强人可四两）、附子大者一枚（生，去皮，破八片）、猪胆汁半合。上四味，以水三升，煮取一升二合，去滓，内猪胆汁，分温再服，其脉即来。无猪胆，以羊胆代之。

393．大病差后，劳复者，枳实栀子豉汤主之。

枳实栀子豉汤方

枳实三枚（炙）、栀子十四个（擘）、豉一升（绵裹）。上三味，以清浆水七升，空煮取四升，内枳实、栀子，煮取二升，下豉，更煮五六沸，去滓，温分再服，覆令微似汗。若有宿食者，内大黄如博棋子五六枚，服之愈。

394．伤寒差以后，更发热，小柴胡汤主之。脉浮者，以汗解之；脉沉实者，以下解之。

396．大病差后，喜唾，久不了了，胸上有寒，当以丸药温之，宜理中丸。

397．伤寒解后，虚羸少气，气逆欲吐，竹叶石膏汤主之。

竹叶石膏汤方

竹叶二把、石膏一斤、半夏半升（洗）、麦门冬一升（去心）、人参二两、甘草二两（炙）、粳米半斤。上七味，以水一斗，煮取六升，去滓，内粳米，煮米熟，汤成去米，温服一升，日三服。

《金匮要略》相关原文

脏腑经络先后病脉证第一

17．夫诸病在脏，欲攻之，当随其所得而攻之，如渴者，与猪苓汤。余皆仿此。

痉湿暍病脉证治第二

11．太阳病，其证备，身体强，几几然，脉反沉迟，此为痉，栝楼桂枝汤主之。

栝楼桂枝汤方

栝楼根二两、桂枝三两、芍药三两、甘草二两、生姜三两、大枣十二枚。上六味，以水九升，煮取三升，分温三服，取微汗。汗不出，食顷，啜热粥发之。

12．太阳病，无汗而小便反少，气上冲胸，口噤不得语，欲作刚痉，葛根汤主之。

葛根汤方

葛根四两、麻黄三两（去节）、桂枝三两（去皮）、芍药二两、甘草二两（炙）、生姜三两、大枣十二枚。上七味，㕮咀，以水七升，先煮麻黄、葛根，减二升，去沫，内诸药，煮取三升，去滓，温服一升，覆取微似汗，不须啜粥。余如桂枝汤法将息及禁忌。

13．痉为病，胸满口噤，卧不着席，脚挛急，必齘齿，可与大承气汤。

大承气汤方

大黄四两（酒洗）、厚朴半斤（炙，去皮）、枳实五枚（炙）、芒硝三合。上四味，以水一斗，先煮二物，取五升；去滓，内大黄，煮取二升；去滓，内芒硝，更上火微一二沸，分温再服，得下止服。

20．湿家身烦疼，可与麻黄加术汤发其汗为宜，慎不可以火攻之。

麻黄加术汤方

麻黄三两（去节）、桂枝二两（去皮）、甘草一两（炙）、杏仁七十个（去皮尖）、白术四两。上五味，以水九升，先煮麻黄，减二升，去上沫，内诸药，煮取二升半，去滓，温服八合，覆取微似汗。

21．病者一身尽疼，发热，日晡所剧者，名风湿。此病伤于汗出当风，或久伤取冷所致也，可与麻黄杏仁薏苡甘草汤。

麻黄杏仁薏苡甘草汤方

麻黄（去节）半两（汤泡）、甘草一两（炙）、薏苡仁半两、杏仁十个（去皮尖，炒）。上剉麻豆大，每服四钱匕，水盏半，煮八分，去滓，温服。有微汗，避风。

23．伤寒八九日，风湿相搏，身体疼烦，不能自转侧，不呕不渴，脉浮虚而涩者，桂枝附子汤主之。若大便坚，小便自利者，去桂加白术汤主之。

桂枝附子汤方

桂枝四两（去皮）、生姜三两（切）、附子三枚（炮，去皮，破八片）、甘草二两（炙）、大枣十二枚（擘）。上五味，以水六升，煮取二升，去滓，分温三服。

白术附子汤方

白术二两、附子一枚半（炮，去皮）、甘草一两（炙）、生姜一两半（切）、大枣六枚。上五味，以水三升，煮取一升，去滓，分温三服。一服觉身痹，半日许再服，三服都尽，其人如冒状，勿怪，即是术、附并走皮中逐水气，未得除故耳。

24．风湿相搏，骨节疼烦，掣痛不得屈伸，近之则痛剧，汗出短气，小便不利，恶风不欲去衣，或身微肿者，甘草附子汤主之。

甘草附子汤方

甘草二两（炙）、附子二枚（炮，去皮）、白术二两、桂枝四两（去皮）。上四味，以水六升，煮取三升，去滓，温服一升，日三服。初服得微汗则解，能食，汗出复烦者，服五合。恐一升多者，服六、七合为妙。

百合狐惑阴阳毒病脉证治第三

10．狐惑之为病，状如伤寒，默默欲眠，目不得闭，卧起不安，蚀于喉为惑，蚀于阴为狐，不欲饮食，恶闻食臭，其面目乍赤、乍黑、乍白。蚀于上部则声喝，甘草泻心汤主之。

甘草泻心汤方

甘草四两、黄芩、人参、干姜各三两、黄连一两、大枣十二枚、半夏半升。上七味，水一斗，煮取六升，去滓，再煎，温服一升，日三服。

14．阳毒之为病，面赤斑斑如锦文，咽喉痛，唾脓血。五日可治，七日不可治，升麻鳖甲汤主之。

上六味，以水四升，煮取一升，顿服之，老小再服，取汗。

15．阴毒之为病，面目青，身痛如被杖，咽喉痛。五日可治，七日不可治，升麻鳖甲汤去雄黄、蜀椒主之。

升麻鳖甲汤方

升麻二两、当归一两、蜀椒（炒去汗）一两、甘草二两、鳖甲手指大一片（炙）、雄黄半两（研）。

疟病脉证并治第四

2．病疟，以月一日发，当以十五日愈；设不差，当月尽解；如其不差，当云何？师曰：此结为症瘕，名曰疟母，急治之，宜鳖甲煎丸。

鳖甲煎丸方

鳖甲十二分（炙）、乌扇三分（烧）、黄芩三分、柴胡六分、鼠妇三分（熬）、干姜三分、大黄三分、芍药五分、桂枝三分、葶苈一分（熬）、石韦三分（去毛）、厚朴三分、牡丹五分（去心）、瞿麦二分、紫葳三分、半夏一分、人参一分、䗪虫五分（熬）、阿胶三分（炙）、蜂窠四分（炙）、赤消十二分、蜣螂六分（熬）、桃仁二分。上二十三味，为末。取锻灶下灰一斗，清酒一斛五斗，浸灰，候酒尽一半，着鳖甲于中，煮令泛烂如胶漆，绞取汁，内诸药，煎为丸，如梧子大，空心服七丸，日三服。

附《外台秘要》方：柴胡去半夏加栝楼汤，治疟病发渴者，亦治劳疟。

柴胡去半夏加栝楼汤方

柴胡八两、人参、黄芩、甘草各三两、栝楼根四两、生姜二两、大枣十二枚。上七味，以水一斗二升，煮取六升，去滓，再煎取三升，温服一升，日二服。

附《外台秘要》方：柴胡桂姜汤，治疟寒多微有热，或但寒不热。

柴胡桂姜汤方

柴胡半斤、桂枝三两（去皮）、干姜二两、栝楼根四两、黄芩三两、牡蛎三两（熬）、甘草二两（炙）。上七味，以水一斗二升，煮取六升，去滓，再煎取三升，温服一升，日三服。初服微烦，复服汗出，便愈。

中风历节病脉证并治第五

2．寸口脉浮而紧，紧则为寒，浮则为虚，寒虚相搏，邪在皮肤；浮者血虚，络脉空虚，贼邪不泻，或左或右，邪气反缓，正气即急，正气引邪，㖞僻不遂。邪在于络，肌肤不仁；邪在于经，即重不胜；邪入于腑，即不识人；邪入于脏，舌即难言，口吐涎。

侯氏黑散：治大风，四肢烦重，心中恶寒不足者。

侯氏黑散方

菊花四十分、白术十分、细辛三分、茯苓三分、牡蛎三分、桔梗八分、防风十分、人参三分、矾石三分、黄芩三分、当归三分、干姜三分、芎䓖三分、桂枝三分。上十四味，杵为散，酒服方寸匕，日一服。初服二十日，温酒调服，禁一切鱼、肉、大蒜，常宜冷食，六十日止，即药积在腹中不下也，热食即下矣，冷食自能助药力。

3．寸口脉迟而缓，迟则为寒，缓则为虚，荣缓则为亡血，卫缓则为中风。邪气中经，则身痒而瘾疹。心气不足，邪气入中，则胸满而短气。

风引汤：除热瘫痫。

风引汤方

大黄、干姜、龙骨各四两、桂枝三两、甘草、牡蛎各二两、寒水石、滑石、赤石脂、白石脂、紫石英、石膏各六两。上十二味，杵，粗筛，以韦囊盛之，取三指撮，井花水三升，煮三沸，温服一升。

防己地黄汤：治病如狂状，妄行，独语不休，无寒热，其脉浮。

防己地黄汤方

防己一分、桂枝三分、防风三分、甘草二分。上四味，以酒一杯，浸之一宿，绞取汁，生地黄二斤，㕮咀，蒸之如斗米饭久，以铜器盛其汁，更绞地黄汁，和分再服。

8．诸肢节疼痛，身体魁羸，脚肿如脱，头眩短气，温温欲吐，桂枝芍药知母汤主之。

桂枝芍药知母汤方

桂枝四两、芍药三两、甘草二两、麻黄二两、生姜五两、白术五两、知母四两、防风四两、附子二枚（炮）。上九味，以水七升，煮取二升，温服七合，日三服。

10．病历节，不可屈伸，疼痛，乌头汤主之。

乌头汤方

麻黄、芍药、黄芪各三两、甘草三两（炙）、川乌五枚（㕮咀，以蜜二升，煎取一升，即出乌头）。上五味，㕮咀四味，以水三升，煮取一升，去滓，内蜜煎中，更煎之，服七合。不知，尽服之。

附方：

《古今录验》续命汤：治中风痱，身体不能自收，口不能言，冒昧不知痛处，或拘急不得转侧。

续命汤方

麻黄、桂枝、当归、人参、石膏、干姜、甘草各三两、芎䓖一两、杏仁四十枚。上九味，以水一斗，煮取四升，温服一升，当小汗，薄覆脊，凭几坐，汗出则愈。不汗，更服，无所禁，勿当风。并治但伏不得卧，咳逆上气，面目浮肿。

《千金》三黄汤：治中风手足拘急，百节疼痛，烦热心乱，恶寒，经日不欲饮食。

《千金》三黄汤方

麻黄五分、独活四分、细辛二分、黄芪二分、黄芩三分。上五味，以水六升，煮取二升，分温三服。一服小汗，二服大汗。心热加大黄二分，腹满加枳实一枚，气逆加人参三分，悸加牡蛎三分，渴加栝楼根三分，先有寒加附子一枚。

《近效方》术附子汤：治风虚头重眩，苦极，不知食味，暖肌补中，益精气。

《近效方》术附子汤方

白术二两、附子一枚半（炮，去皮）、甘草一两（炙）。上三味，剉，每五钱匕，姜五片，枣一枚，水盏半，煎七分，去滓，温服。

崔氏八味丸：治脚气上入，少腹不仁。

崔氏八味丸方

干地黄八两、山茱萸、薯蓣各四两、泽泻、茯苓、牡丹皮各三两、桂枝、附子（炮）各一两。上八味，末之，炼蜜和丸梧子大，酒下十五丸，日再服。

《千金方》越婢加术汤：治肉极热，则身体津脱，腠理开，汗大泄，历风气，下焦脚弱。

《千金方》越婢加术汤方

麻黄六两、石膏半斤、生姜三两、甘草二两、白术四两、大枣十五枚。上六味，以水六升，先煮麻黄，去上沫，内诸药，煮取三升，分温三服。恶风加附子一枚，炮。

血痹虚劳病脉证并治第六

2．血痹阴阳俱微，寸口关上微，尺中小紧，外证身体不仁，如风痹状，黄芪桂枝五物汤主之。

黄芪桂枝五物汤方

黄芪三两、芍药三两、桂枝三两、生姜六两、大枣十二枚。上五味，以水六升，煮取二升，温服七合，日三服。

8．夫失精家少腹弦急，阴头寒，目眩，发落，脉极虚芤迟，为清谷，亡血，失精。脉得诸芤动微紧，男子失精，女子梦交，桂枝加龙骨牡蛎汤主之。

桂枝加龙骨牡蛎汤方

桂枝、芍药、生姜各三两、甘草二两、大枣十二枚、龙骨、牡蛎各三两。上七味，以水七升，煮取三升，分温三服。

13．虚劳里急，悸，衄，腹中痛，梦失精，四肢酸疼，手足烦热，咽干口燥，小建中汤主之。

小建中汤方

桂枝三两（去皮）、甘草三两（炙）、大枣十二枚、芍药六两、生姜二两、胶饴一升。上六味，以水七升，煮取三升，去滓，内胶饴，更上微火消解，温服一升，日三服。

13．虚劳里急，诸不足，黄芪建中汤主之。

于小建中汤内加黄芪一两半，余依上法。气短胸满者加生姜；腹满者去枣，加茯苓一两半；及疗肺虚损不足，补气加半夏三两。

15．虚劳腰痛，少腹拘急，小便不利者，八味肾气丸主之。方见脚气中。

16．虚劳诸不足，风气百疾，薯蓣丸主之。

薯蓣丸方

薯蓣三十分、当归、桂枝、曲、豆黄卷、干地黄各十分、甘草二十八分、人参七分、芎䓖、芍药、白术、麦门冬、杏仁各六分、柴胡、桔梗、茯苓各五分、阿胶七分、干姜三分、白蔹二分、防风六分、大枣百枚（为膏）。上二十一味，末之，炼蜜和丸，如弹子大，空腹酒服一丸，一百丸为剂。

18．五劳虚极羸瘦，腹满不能饮食，食伤，忧伤，饮伤，房室伤，饥伤，劳伤，经络荣卫气伤，内有干血，肌肤甲错，两目黯黑。缓中补虚，大黄䗪虫丸主之。

大黄䗪虫丸方

大黄十分（蒸）、黄芩二两、甘草三两、桃仁一升、杏仁一升、芍药四两、干地黄十两、干漆一两、虻虫一升、水蛭百枚、蛴螬一升、䗪虫半升。上十二味，末之，炼蜜和丸小豆大，酒饮服五丸，日三服。

附《千金翼》炙甘草汤：治虚劳不足，汗出而闷，脉结悸，行动如常，不出百日，危急者，十一日死。

《千金翼》炙甘草汤方

甘草四两（炙）、桂枝、生姜各三两、麦门冬半升、麻仁半升、人参、阿胶各二两、大枣三十枚、生地黄一斤。上九味，以酒七升，水八升，先煮八味，取三升，去滓，内胶消尽，温服一升，日三服。

肺痿肺痈咳嗽上气病脉证并治第七

5．肺痿吐涎沫而不咳者，其人不渴，必遗尿，小便数，所以然者，以上虚不能制下故也。此为肺中冷，必眩，多涎唾，甘草干姜汤以温之。若服汤已渴者，属消渴。

甘草干姜汤方

甘草四两（炙）、干姜二两（炮）。上㕮咀，以水三升，煮取一升五合，去滓，分温再服。

6．咳而上气，喉中水鸡声，射干麻黄汤主之。

射干麻黄汤方

射干十三枚、麻黄四两、生姜四两、细辛三两、紫菀三两、款冬花三两、五味子半升、大枣七枚、半夏大者八枚（洗）。上九味，以水一斗二升，先煮麻黄两沸，去上沫，内诸药，煮取三升，分温三服。

8．咳而脉浮者，厚朴麻黄汤主之。

厚朴麻黄汤方

厚朴五两、麻黄四两、石膏如鸡子大、杏仁半升、半夏半升、干姜二两、细辛二两、小麦一升、五味子半升。上九味，以水一斗二升，先煮小麦熟，去滓，内诸药，煮取三升，温服一升，日三服。

9．脉沉者，泽漆汤主之。

泽漆汤方

半夏半升、紫参五两、泽漆三斤（以东流水五斗，煮取一斗五升）、生姜五两、白前五两、甘草、黄芩、人参、桂枝各三两。上九味，㕮咀，内泽漆汁中，煮取五升，温服五合，至夜尽。

10．大逆上气，咽喉不利，止逆下气者，麦门冬汤主之。

麦门冬汤方

麦门冬七升、半夏一升、人参三两、甘草二两、粳米三合、大枣十二枚。上六味，以水一斗二升，煮取六升，温服一升，日三夜一服。

13．咳而上气，此为肺胀。其人喘，目如脱状，脉浮大者，越婢加半夏汤主之。

越婢加半夏汤方

麻黄六两、石膏半斤、生姜三两、大枣十五枚、甘草二两、半夏半升。上六味，以水六升，先煮麻黄，去上沫，内诸药，煮取三升，分温三服。

14. 肺胀，咳而上气，烦躁而喘，脉浮者，心下有水，小青龙加石膏汤主之。

小青龙加石膏汤方

麻黄、芍药、桂枝、细辛、甘草 干姜各三两、五味子、半夏各半升、石膏二两。上九味，以水一斗，先煮麻黄，去沫，内诸药，煮取三升。强人服一升，羸者减之，日三服，小儿服四合。

附《千金》甘草汤：甘草。上一味，以水三升，煮减半，分温三服。

附《千金》生姜甘草汤：治肺痿咳唾涎沫不止，咽燥而渴。

《千金》生姜甘草汤方

生姜五两、人参三两、甘草四两、大枣十五枚。上四味，以水七升，煮取三升，分温三服。

《千金》桂枝去芍药加皂荚汤：治肺痿吐涎沫。

《千金》桂枝去芍药加皂荚汤方

桂枝三两、生姜三两、甘草二两、大枣十枚、皂荚一枚（去皮子，炙焦）。上五味，以水七升，微微火煮取三升，分温三服。

奔豚气病脉证治第八

2. 奔豚气上冲胸，腹痛，往来寒热，奔豚汤主之。

奔豚汤方

甘草、芎䓖、当归各二两、半夏四两、黄芩二两、生葛五两、芍药二两、生姜四两、甘李根白皮一升。上九味，以水二斗，煮取五升，温服一升，日三夜一服。

3. 发汗后，脐下悸者，欲作奔豚，茯苓桂枝甘草大枣汤主之。

茯苓桂枝甘草大枣汤方

茯苓半斤、甘草二两（炙）、大枣十五枚、桂枝四两。上四味，以甘澜水一斗，先煮茯苓，减二升，内诸药，煮取三升，去滓，温服一升，日三服。甘澜水法：取水二斗，置大盆内，以杓扬之，水上有珠子五六千颗相逐，取用之。

胸痹心痛短气病脉证并治第九

5. 胸痹心中痞，留气结在胸，胸满，胁下逆抢心，枳实薤白桂枝汤主之。人参汤亦主之。

枳实薤白桂枝汤方

枳实四枚、厚朴四两、薤白半斤、桂枝一两、栝楼实一枚（捣）。上五味，以水五升，先煮枳实、厚朴，取二升，去滓，内诸药，煮数沸，分温三服。

人参汤方

人参、甘草、干姜、白术各三两。上四味，以水八升，煮取三升，温服一升，日三服。

6．胸痹，胸中气塞，短气，茯苓杏仁甘草汤主之；橘枳姜汤亦主之。

茯苓杏仁甘草汤方

茯苓三两、杏仁五十个、甘草一两。上三味，以水一斗，煮取五升，温服一升，日三服。不差，更服。

橘枳姜汤方

橘皮一斤、枳实三两、生姜半斤。上三味，以水五升，煮取二升，分温再服。

附方：

九痛丸：治九种心痛。

九痛丸方

附子三两（炮）、生狼牙一两（炙香）、巴豆一两（去皮心，熬，研如脂）、人参、干姜、吴茱萸各一两。上六味，末之，炼蜜丸如桐子大，酒下，强人初服三丸，日三服；弱者二丸。兼治卒中恶，腹胀痛，口不能言；又治连年积冷，流注心胸痛，并冷肿上气，落马、坠车、血疾等，皆主之。忌口如常法。

腹满寒疝宿食病脉证治第十

9．病腹满，发热十日，脉浮而数，饮食如故，厚朴七物汤主之。

厚朴七物汤方

厚朴半斤、甘草三两、大黄三两、大枣十枚、枳实五枚、桂枝二两、生姜五两。上七味，以水一斗，煮取四升，温服八合，日三服。呕者加半夏五合；下利去大黄；寒多者加生姜至半斤。

10．腹中寒气，雷鸣切痛，胸胁逆满，呕吐，附子粳米汤主之。

附子粳米汤方

附子一枚（炮）、半夏半升、甘草一两、大枣十枚、粳米半升。上五味，以水八升，煮米熟，汤成，去滓，温服一升，日三服。

12．按之心下满痛者，此为实也，当下之，宜大柴胡汤。

大柴胡汤方

柴胡半斤、黄芩三两、芍药三两、半夏半升（洗）、枳实四枚（炙）、大黄二两、大枣十二枚、生姜五两。上八味，以水一斗二升，煮取六升，去滓，再煎，温服一升，日三服。

13．腹满不减，减不足言，当须下之，宜大承气汤。

大承气汤方

大黄四两（酒洗）、厚朴半斤（去皮，炙）、枳实五枚（炙）、芒硝三合。上四味，以水一斗，先煮二物，取五升；去滓，内大黄，煮取二升；内芒硝，更上火微一二沸，分温再服，得下，余勿服。

14．心胸中大寒痛，呕不能饮食，腹中寒，上冲皮起，出见有头足，上下痛而不可触近，大建中汤主之。

大建中汤方

蜀椒二合（炒，去汗）、干姜四两、人参二两。上三味，以水四升，煮取二升，去滓，内胶饴一升，微火煎取一升半，分温再服；如一炊顷，可饮粥二升，后更服，当一日食糜，温覆之。

15．胁下偏痛，发热，其脉紧弦，此寒也，以温药下之，宜大黄附子汤。

大黄附子汤方

大黄三两、附子三枚（炮）、细辛二两。上三味，以水五升，煮取二升，分温三服；若强人煮取二升半，分温三服。服后如人行四五里，进一服。

16．寒气厥逆，赤丸主之。

赤丸方

茯苓四两、乌头二两（炮）、半夏四两（洗）、细辛一两。上四味，末之，内真朱为色，炼蜜丸如麻子大，先食酒饮下三丸，日再夜一服；不知，稍增之，以知为度。

19．寒疝腹中痛，逆冷，手足不仁，若身疼痛，灸刺诸药不能治，抵当乌头桂枝汤主之。

乌头桂枝汤方

乌头五枚。上一味，以蜜二斤，煎减半，去滓，以桂枝汤五合解之，得一升后，初服二合，不知，即服三合，又不知，复加至五合。其知者，如醉状。得吐者，为中病。

21．问曰：人病有宿食，何以别之？师曰：寸口脉浮而大，按之反涩，尺中亦微而涩，故知有宿食，大承气汤主之。

22．脉数而滑者，实也，此有宿食，下之愈，宜大承气汤。

23．下利不饮食者，有宿食也，当下之，宜大承气汤。

附《外台》柴胡桂枝汤方：治心腹卒中痛者。

五脏风寒积聚病脉证并治第十一

15．趺阳脉浮而涩，浮则胃气强，涩则小便数，浮涩相搏，大便则坚，其脾为约，麻子仁丸主之。

麻子仁丸方

麻子仁二升、芍药半斤、枳实一斤、大黄一斤、厚朴一尺、杏仁一升。上六味，末之，炼蜜和丸梧子大，饮服十丸，日三，以知为度。

痰饮咳嗽病脉证并治第十二

16．心下有痰饮，胸胁支满，目眩，苓桂术甘汤主之。

苓桂术甘汤方

茯苓四两、桂枝三两、白术三两、甘草二两。上四味，以水六升，煮取三升，分温三服，小便则利。

17．夫短气，有微饮，当从小便去之，苓桂术甘汤主之；肾气丸亦主之。

18．病者脉伏，其人欲自利，利反快，虽利，心下续坚满，此为留饮欲去故也，甘遂半夏汤主之。

甘遂半夏汤方

甘遂（大者）三枚、半夏十二枚（以水一升，煮取半升，去滓）、芍药五枚、甘草（如指大）一枚（炙）。上四味，以水二升，煮取半升，去滓，以蜜半升，和药汁煎取八合，顿服之。

23．病溢饮者，当发其汗，大青龙汤主之；小青龙汤亦主之。

大青龙汤方

麻黄六两（去节）、桂枝二两（去皮）、甘草二两（炙）、杏仁四十个（去皮尖）、生姜三两（切）、大枣十二枚、石膏如鸡子大（碎）。上七味，以水九升，先煮麻黄，减二升，去上沫，内诸药，煮取三升，去滓，温服一升，取微似汗。汗多者，温粉粉之。

小青龙汤方

麻黄三两（去节）、芍药三两、五味子半升、干姜三两、甘草三两（炙）、细辛三两、桂枝三两（去皮）、半夏半升（洗）。上八味，以水一斗，先煮麻黄减二升，去上沫，内诸药，煮取三升，去滓，温服一升。

24．膈间支饮，其人喘满，心下痞坚，面色黧黑，其脉沉紧，得之数十日，医吐下之不愈，木防己汤主之。虚者即愈；实者三日复发，复与不愈者，宜木防己汤去石膏加茯苓芒硝汤主之。

木防己汤方

木防己三两、石膏十二枚（鸡子大）、桂枝二两、人参四两。上四味，以水六升，煮取二升，分温再服。

木防己去石膏加茯苓芒硝汤方

木防己二两、桂枝二两、人参四两、芒硝三合、茯苓四两。上五味，以水六升，煮取二升，去滓，内芒硝，再微煎，分温再服，微利则愈。

25．心下有支饮，其人苦冒眩，泽泻汤主之。

泽泻汤方

泽泻五两、白术二两。上二味，以水二升，煮取一升，分温再服。

28．呕家本渴，渴者为欲解。今反不渴，心下有支饮故也，小半夏汤主之。

小半夏汤方

半夏一升、生姜半斤。上二味，以水七升，煮取一升半，分温再服。

31．假令瘦人，脐下有悸，吐涎沫而癫眩，此水也，五苓散主之。

五苓散方

泽泻一两一分、猪苓三分（去皮）、茯苓三分、白术三分、桂枝二分（去皮）。上五味，为末，白饮服方寸匕，日三服，多饮暖水，汗出愈。

35．咳逆倚息不得卧，小青龙汤主之。

36．青龙汤下已，多唾口燥，寸脉沉，尺脉微，手足厥逆，气从小腹上冲胸咽，手足痹，其面翕热如醉状，因复下流阴股，小便难，时复冒者，与茯苓桂枝五味甘草汤，治其气冲。

桂苓五味甘草汤方

茯苓四两、桂枝四两（去皮）、甘草三两（炙）、五味子半升。上四味，以水八升，煮取三升，去滓，分温三服。

37．冲气即低，而反更咳，胸满者，用桂苓五味甘草汤，去桂加干姜、细辛，以治其咳满。

苓甘五味姜辛汤方

茯苓四两、甘草三两、干姜三两、细辛三两、五味子半升。上五味，以水八升，煮取三升，去滓，温服半升，日三服。

38．咳满即止，而更复渴，冲气复发者，以细辛干姜为热药也，服之当遂渴，而渴反止者，为支饮也。支饮者，法当冒，冒者必呕，呕者复内半夏，以去其水。

桂苓五味甘草去桂加姜辛夏汤方

茯苓四两、甘草二两、细辛二两、干姜二两、五味子、半夏各半升。上六味，以水八升，煮取三升，去滓，温服半升，日三服。

39．水去呕止，其人形肿者，加杏仁主之。其证应内麻黄，以其人遂痹，故不内之。若逆而内之者，必厥。所以然者，以其人血虚，麻黄发其阳故也。

苓甘五味加姜辛半夏杏仁汤方

茯苓四两、甘草三两、五味半升、干姜三两、细辛三两、半夏半升、杏仁半升（去皮尖）。上七味，以水一斗，煮取三升，去滓，温服半升，日三服。

40．若面热如醉，此为胃热上冲熏其面，加大黄以利之。

苓甘五味加姜辛半杏大黄汤方

茯苓四两、甘草三两、五味子半升、干姜三两、细辛三两、半夏半升、杏仁半升、大黄三两。上八味，以水一斗，煮取三升，去滓，温服半升，日三服。

附《外台》茯苓饮：治心胸中有停痰宿水，自吐出水后，心胸间虚，气满不能食，消痰气，令能食。

《外台》茯苓饮方

茯苓、人参、白术各三两、枳实二两、橘皮二两半、生姜四两。上六味，水六升，煮取一升八合，分温三服，如人行八九里，进之。

消渴小便不利淋病脉证并治第十三

4．脉浮，小便不利，微热消渴者，宜利小便，发汗，五苓散主之。

5．渴欲饮水，水入则吐者，名曰水逆，五苓散主之。

11．小便不利，蒲灰散主之；滑石白鱼散、茯苓戎盐汤并主之。

蒲灰散方

蒲灰七分、滑石三分。上二味，杵为散，饮服方寸匕，日三服。

滑石白鱼散方

滑石二分、乱发二分（烧）、白鱼二分。上三味，杵为散，饮服半钱匕，日三服。

茯苓戎盐汤方

茯苓半斤、白术二两、戎盐（弹丸大）一枚。上三味，先将茯苓、白术煎成，入戎盐，再煎，分温三服。

13．脉浮，发热，渴欲饮水，小便不利者，猪苓汤主之。

猪苓汤方

猪苓（去皮）、茯苓、阿胶、滑石 泽泻各一两。上五味，以水四升，先煮四味，取二升，去滓，内胶烊消，温服七合，日三服。

水气病脉证并治第十四

2. 脉浮而洪，浮则为风，洪则为气，风气相搏，风强则为瘾疹，身体为痒，痒为泄风，久为痂癞。气强则为水，难以俯仰。风气相击，身体洪肿，汗出乃愈。恶风则虚，此为风水；不恶风者，小便通利，上焦有寒，其口多涎，此为黄汗。

5. 里水者，一身面目黄肿，其脉沉，小便不利，故令病水。假如小便自利，此亡津液，故令渴也。越婢加术汤主之。

22. 风水，脉浮身重，汗出恶风者，防己黄芪汤主之。腹痛加芍药。

23. 风水恶风，一身悉肿，脉浮不渴，续自汗出，无大热，越婢汤主之。

越婢汤方

麻黄六两、石膏半斤、生姜三两、大枣十五枚、甘草二两。上五味，以水六升，先煮麻黄，去上沫，内诸药，煮取三升，分温三服。恶风者加附子一枚炮；风水加术四两。

24. 皮水为病，四肢肿，水气在皮肤中，四肢聂聂动者，防己茯苓汤主之。

防己茯苓汤方

防己三两、黄芪三两、桂枝三两、茯苓六两、甘草二两。上五味，以水六升，煮取二升，分温三服。

25. 里水，越婢加术汤主之；甘草麻黄汤亦主之。

甘草麻黄汤方

甘草二两、麻黄四两。上二味，以水五升，先煮麻黄，去上沫，内甘草，煮取三升，温服一升，重覆汗出，不汗，再服。慎风寒。

26. 水之为病，其脉沉小，属少阴；浮者为风，无水虚胀者，为气。水，发其汗即已。脉沉者，宜麻黄附子汤；浮者，宜杏子汤。

麻黄附子汤方

麻黄三两、甘草二两、附子一枚（炮）。上三味，以水七升，先煮麻黄，去上沫，内诸药，煮取二升半，温服八分，日三服。

杏子汤方：未见，恐是麻黄杏仁甘草石膏汤。

28. 问曰：黄汗之为病，身体肿，发热汗出而渴，状如风水，汗沾衣，色正黄如檗汁，脉自沉，何从得之？师曰：以汗出入水中浴，水从汗孔入得之，宜芪芍桂酒汤主之。

黄芪芍桂苦酒汤方

黄芪五两、芍药三两、桂枝三两。上三味，以苦酒一升，水七升，相和，煮取三升，温服一升，当心烦，服至六七日，乃解。若心烦不止者，以苦酒阻故也。

29．黄汗之病，两胫自冷；假令发热，此属历节。食已汗出，又身常暮盗汗出者，此劳气也。若汗出已，反发热者，久久其身必甲错；发热不止者，必生恶疮。若身重，汗出已辄轻者，久久必身瞤，瞤即胸中痛，又从腰以上必汗出，下无汗，腰髋弛痛，如有物在皮中状，剧者不能食，身疼重，烦躁，小便不利，此为黄汗，桂枝加黄芪汤主之。

桂枝加黄芪汤方

桂枝三两、芍药三两、甘草二两、生姜三两、大枣十二枚、黄芪二两。上六味，以水八升，煮取三升，温服一升，须臾饮热稀粥一升余，以助药力，温服取微汗；若不汗，更服。

31．气分，心下坚，大如盘，边如旋杯，水饮所作，桂枝去芍药加麻辛附子汤主之。

桂枝去芍药加麻黄细辛附子汤方

桂枝三两、生姜三两、甘草二两、大枣十二枚、麻黄二两、细辛二两、附子一枚（炮）。上七味，以水七升，煮麻黄，去上沫，内诸药，煮取二升，分温三服，当汗出，如虫行皮中，即愈。

黄疸病脉证并治第十五

13．谷疸之为病，寒热不食，食即头眩，心胸不安，久久发黄，为谷疸，茵陈蒿汤主之。

茵陈蒿汤方

茵陈蒿六两、栀子十四枚、大黄二两。上三味，以水一斗，先煮茵陈，减六升，内二味，煮取三升，去滓，分温三服。小便当利，尿如皂角汁状，色正赤，一宿腹减，黄从小便去也。

15．酒黄疸，心中懊憹，或热痛，栀子大黄汤主之。

栀子大黄汤方

栀子十四枚、大黄一两、枳实五枚、豉一升。上四味，以水六升，煮取二升，分温三服。

16．诸病黄家，但利其小便。假令脉浮，当以汗解之，宜桂枝加黄芪汤主之。

18．黄疸病，茵陈五苓散主之。

茵陈五苓散方

茵陈蒿末十分、五苓散五分。上二物和，先食饮方寸匕，日三服。

19．黄疸腹满，小便不利而赤，自汗出，此为表和里实，当下之，宜大黄硝石汤。

大黄硝石汤

大黄、黄柏、硝石各四两、栀子十五枚。上四味，以水六升，煮取二升，去滓，内硝，更煮取一升，顿服。

22．男子黄，小便自利，当与虚劳小建中汤。

惊悸吐衄下血胸满瘀血病脉证治第十六

12．火邪者，桂枝去芍药加蜀漆牡蛎龙骨救逆汤主之。

桂枝救逆汤方

桂枝三两（去皮）、甘草二两（炙）、生姜三两、牡蛎五两（熬）、龙骨四两、大枣十二枚、蜀漆三两（洗去腥）。上为末，以水一斗二升，先煮蜀漆，减二升，内诸药，煮取三升，去滓，温服一升。

13．心下悸者，半夏麻黄丸主之。

半夏麻黄丸方

半夏、麻黄各等分。上二味，末之，炼蜜和丸小豆大，饮服三丸，日三服。

15．下血，先便后血，此远血也，黄土汤主之。

黄土汤方：亦主吐血、衄血。

甘草、干地黄、白术、附子（炮）、阿胶、黄芩各三两、灶中黄土半斤。上七味，以水八升，煮取三升，分温二服。

17．心气不足，吐血、衄血，泻心汤主之。

泻心汤方：亦治霍乱。

大黄二两、黄连一两、黄芩一两。上三味，以水三升，煮取一升，顿服之。

呕吐哕下利病脉证治第十七

8．呕而胸满者，茱萸汤主之。

茱萸汤方

吴茱萸一升、人参三两、生姜六两、大枣十二枚。上四味，以水五升，煮取三升，温服七合，日三服。

9．干呕，吐涎沫，头痛者，茱萸汤主之。

10．呕而肠鸣，心下痞者，半夏泻心汤主之。

半夏泻心汤方

半夏半升（洗）、黄芩三两、干姜三两、人参三两、黄连一两、大枣十二枚、甘草三两（炙）。上七味，以水一斗，煮取六升，去滓，再煮取三升，温服一升，日三服。

11．干呕而利者，黄芩加半夏生姜汤主之。

黄芩加半夏生姜汤方

黄芩三两、甘草二两（炙）、芍药二两、半夏半升、生姜三两、大枣十二枚。上六味，以水一斗，煮取三升，去滓，温服一升，日再夜一服。

13．呕吐而病在膈上，后思水者，解，急与之。思水者，猪苓散主之。

猪苓散方

猪苓、茯苓、白术各等分。上三味，杵为散，饮服方寸匕，日三服。

14．呕而脉弱，小便复利，身有微热，见厥者，难治，四逆汤主之。

四逆汤方

附子一枚（生用）、干姜一两半、甘草二两（炙）。上三味，以水三升，煮取一升二合，去滓，分温再服。强人可大附子一枚，干姜三两。

15．呕而发热者，小柴胡汤主之。

小柴胡汤方

柴胡半斤、黄芩三两、人参三两、甘草三两、半夏半斤、生姜三两、大枣十二枚。上七味，以水一斗二升，煮取六升，去滓，再煎取三升，温服一升，日三服。

16．胃反呕吐者，大半夏汤主之。

大半夏汤方

半夏二升（洗完用）、人参三两、白蜜一升。上三味，以水一斗二升，和蜜扬之二百四十遍，煮取二升半，温服一升，余分再服。

19．吐后，渴欲得水而贪饮者，文蛤汤主之；兼主微风，脉紧头痛。

文蛤汤方

文蛤五两、麻黄三两、甘草三两、生姜三两、石膏五两、杏仁五十枚、大枣十二枚。上七味，以水六升，煮取二升，温服一升，汗出即愈。

20．干呕，吐逆，吐涎沫，半夏干姜散主之。

半夏干姜散方

半夏、干姜各等分。上二味，杵为散，取方寸匕，浆水一升半，煎取七合，顿服之。

23．哕逆者，橘皮竹茹汤主之。

橘皮竹茹汤方

橘皮二升、竹茹二升、大枣三十枚、生姜半斤、甘草五两、人参一两。上六味，以水一斗，煮取三升，温服一升，日三服。

36．下利，腹胀满，身体疼痛者，先温其里，乃攻其表。温里宜四逆汤，攻表宜桂枝汤。

桂枝汤方

桂枝三两（去皮）、芍药三两、甘草二两（炙）、生姜三两、大枣十二枚。上五味，㕮咀，以水七升，微火煮取三升，去滓，适寒温，服一升。服已，须臾，啜稀粥一升，以助药力，温覆令一时许，遍身漐漐微似有汗者，益佳，不可令如水淋漓。若一服汗出病差，停后服。

43．热利重下者，白头翁汤主之。

白头翁汤方

白头翁二两、黄连三两、黄柏三两、秦皮三两。上四味，以水七升，煮取二升，去滓，温服一升，不愈更服。

44．下利后更烦，按之心下濡者，为虚烦也，栀子豉汤主之。

栀子豉汤方

栀子十四枚、香豉四合（绢裹）。上二味，以水四升，先煮栀子得二升半，内豉，煮取一升半，去滓，分二服，温进一服，得吐则止。

附《外台》黄芩汤：治干呕下利。

《外台》黄芩汤方

黄芩三两、人参三两、干姜三两、桂枝一两、大枣十二枚、半夏半升。上六味，以水七升，煮取三升，温分三服。

疮痈肠痈浸淫病脉证并治第十八

4．肠痈者，少腹肿痞，按之即痛如淋，小便自调，时时发热，自汗出，复恶寒。其脉迟紧者，脓未成，可下之，当有血。脉洪数者，脓已成，不可下也。大黄牡丹汤主之。

大黄牡丹汤方

大黄四两、牡丹一两、桃仁五十枚、瓜子半升、芒硝三合。上五味，以水六升，煮取一升，去滓，内芒硝，再煎沸，顿服之，有脓当下，如无脓，当下血。

6．病金疮，王不留行散主之。

王不留行散方

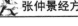

王不留行十分（八月八日采）、蒴藋细叶十分（七月七日采）、桑东南根（白皮）十分（三月三日采）、甘草十八分、川椒三分（除目及闭口者，去汗）、黄芩二分、干姜二分、芍药二分、厚朴二分。上九味，桑根皮以上三味，烧灰存性，勿令灰过，各别杵筛，合治之为散，服方寸匕。小疮即粉之，大疮但服之。产后亦可服。如风寒，桑东根勿取之。前三物，皆阴干百日。

蹶手指臂肿转筋阴狐疝蛔虫病脉证治第十九

8．蛔厥者，乌梅丸主之。

乌梅丸方

乌梅三百枚、细辛六两、干姜十两、黄连一斤、当归四两、附子六两（炮）、川椒四两（去汗）、桂枝六两、人参六两、黄柏六两。上十味，异捣筛，合治之，以苦酒渍乌梅一宿，去核，蒸之五升米下，饭熟，捣成泥，和药令相得，内臼中，与蜜杵二千下，丸如梧子大，先食饮服十丸，三服，稍加至二十丸。禁生冷滑臭等食。

妇人妊娠病脉证并治第二十

1．师曰：妇人得平脉、阴脉小弱，其人渴，不能食，无寒热，名妊娠，桂枝汤主之。于法六十日当有此证，设有医治逆者，却一月，加吐下者，则绝之。

2．妇人宿有癥病，经断未及三月，而得漏下不止。胎动在脐上者，为癥痼害。妊娠六月动者，前三月经水利时，胎也；下血者，后断三月，衃也。所以血不止者，其癥不去故也，当下其癥，桂枝茯苓丸主之。

桂枝茯苓丸方

桂枝、茯苓、牡丹（去心）、桃仁（去皮尖，熬）、芍药各等分。上五味，末之，炼蜜和丸，如兔屎大，每日食前服一丸，不知，加至三丸。

3．妇人怀娠六七月，脉弦发热，其胎愈胀，腹痛恶寒者，少腹如扇。所以然者，子脏开故也，当以附子汤温其脏。

4．师曰：妇人有漏下者，有半产后因续下血都不绝者，有妊娠下血者。假令妊娠腹中痛，为胞阻，胶艾汤主之。

芎归胶艾汤方

芎䓖二两、阿胶二两、甘草二两、艾叶三两、当归三两、芍药四两、干地黄四两。上七味，以水五升，清酒三升，合煮，取三升，去滓，内胶，令消尽，温服一升，日三服，不差，更作。

5．妇人怀妊，腹中㽲痛，当归芍药散主之。

当归芍药散方

当归三两、芍药一斤、茯苓四两、白术四两、泽泻半斤、芎䓖半斤。上六味，杵为散，取方寸匕，酒和，日三服。

6．妊娠呕吐不止，干姜人参半夏丸主之。

干姜人参半夏丸方

干姜一两、人参一两、半夏二两。上三味，末之，以生姜汁糊为丸，如梧子大，饮服十丸，日三服。

9．妇人妊娠，宜常服当归散主之。

当归散方

当归、黄芩、芍药、芎䓖各一斤、白术半斤。上五味，杵为散，酒饮服方寸匕，日再服。妊娠常服即易产，胎无苦疾。产后百病，悉主之。

妇人产后病脉证治第二十一

2．产妇郁冒，其脉微弱，不能食，大便反坚，但头汗出。所以然者，血虚而厥，厥而必冒。冒家欲解，必大汗出。以血虚下厥，孤阳上出，故头汗出。所以产妇喜汗出者，亡阴血虚，阳气独盛，故当汗出，阴阳乃复。大便坚，呕不能食，小柴胡汤主之。

5．产后腹痛，烦满不得卧，枳实芍药散主之。

枳实芍药散方

枳实（烧令黑，勿太过）、芍药等分。上二味，杵为散，服方寸匕，日三服，并主痈脓，以麦粥下之。

6．师曰：产妇腹痛，法当以枳实芍药散，假令不愈者，此为腹中有干血着脐下，宜下瘀血汤主之。亦主经水不利。

下瘀血汤方

大黄二两、桃仁二十枚、䗪虫二十枚（熬，去足）。上三味，末之。炼蜜和为四丸，以酒一升，煎一丸，取八合，顿服之。新血下如豚肝。

8．产后风，续之数十日不解，头微痛，恶寒，时时有热，心下闷，干呕汗出。虽久，阳旦证续在耳，可与阳旦汤。即桂枝汤。

9．产后中风发热，面正赤，喘而头痛，竹叶汤主之。

竹叶汤方

竹叶一把、葛根三两、防风、桔梗、桂枝、人参、甘草各一两、附子一枚（炮）、大枣十五枚、生姜五两。上十味，以水一斗，煮取二升半，分温三服，温覆使汗出。颈项强，用大附子一枚，破之如豆大，煎药扬去沫，呕者加半夏半升洗。

10．妇人乳中虚，烦乱呕逆，安中益气，竹皮大丸主之。

竹皮大丸方

生竹茹二分、石膏二分、桂枝一分、甘草七分、白薇一分。上五味，末之，枣肉和丸，弹子大，以饮服一丸，日三夜一服。有热者，倍白薇；烦喘者，加柏实一分。

11．产后下利虚极，白头翁加甘草阿胶汤主之。

白头翁加甘草阿胶汤方

白头翁、甘草、阿胶各二两、秦皮、黄连、柏皮各三两。上六味，以水七升，煮取二升半，内胶，令消尽，分温三服。

附方《千金》三物黄芩汤：治妇人在草蓐，自发露得风，四肢苦烦热。头痛者，与小柴胡汤；头不痛，但烦者，此汤主之。

《千金》三物黄芩汤方

黄芩一两、苦参二两、干地黄四两。上三味，以水八升，煮取二升，温服一升。多吐下虫。

附方《千金》内补当归建中汤：治妇人产后虚羸不足。腹中刺痛不止，吸吸少气，或苦少腹中急，摩痛，引腰背，不能食饮，产后一月，日得服四五剂为善。令人强壮，宜。

《千金》内补当归建中汤方

当归四两、桂枝三两、芍药六两、生姜三两、甘草二两、大枣十二枚。上六味，以水一斗，煮取三升，分温三服，一日令尽。若大虚，加饴糖六两。汤成内之于火上暖，令饴消。若去血过多，崩伤内衄不止，加地黄六两，阿胶二两，合八味，汤成内阿胶。若无当归，以芎䓖代之；若无生姜，以干姜代之。

妇人杂病脉证并治第二十二

1．妇人中风，七八日续来寒热，发作有时，经水适断，此为热入血室，其血必结，故使如疟状，发作有时，小柴胡汤主之。

5．妇人咽中如有炙脔，半夏厚朴汤主之。

半夏厚朴汤方

半夏一升、厚朴三两、茯苓四两、生姜五两、干苏叶二两。上五味，以水七升，煮取四升，分温四服，日三夜一服。

7．妇人吐涎沫，医反下之，心下即痞，当先治其吐涎沫，小青龙汤主之。

涎沫止，乃治痞，泻心汤主之。

9. 问曰：妇人年五十所，病下利，数十日不止，暮即发热，少腹里急，腹满，手掌烦热，唇口干燥，何也？师曰：此病属带下。何以故？曾经半产，瘀血在少腹不去。何以知之？其证唇口干燥，故知之。当以温经汤主之。

温经汤方

吴茱萸三两、当归二两、芎䓖二两、芍药二两、人参二两、桂枝二两、阿胶二两、生姜二两、牡丹皮二两（去心）、甘草二两、半夏半升、麦门冬一升（去心）。上十二味，以水一斗，煮取三升，分温三服。亦主妇人少腹寒，久不受胎，兼取崩中去血，或月水来过多，及至期不来。

10. 带下，经水不利，少腹满痛，经一月再见者，土瓜根散主之。

土瓜根散方：阴㿉肿亦主之。

土瓜根、芍药、桂枝、䗪虫各三两。上四味，杵为散，酒服方寸匕，日三服。

14. 妇人经水不利下，抵当汤主之。亦治男子膀胱满急，有瘀血者。

抵当汤方

水蛭三十个（熬）、虻虫三十枚（熬，去翅足）、桃仁二十个（去皮尖）、大黄三两（酒浸）。上四味，为末，以水五升，煮取三升，去滓，温服一升。

17. 问妇人腹中诸疾痛，当归芍药散主之。

18. 妇人腹中痛，小建中汤主之。

19. 问曰：妇人病，饮食如故，烦热不得卧而反倚息者，何也？师曰：此名转胞，不得溺也。以胞系了戾，故致此病。但利小便则愈，宜肾气丸主之。

肾气丸方

干地黄八两、薯蓣四两、山茱萸四两、泽泻三两、茯苓三两、牡丹皮三两、桂枝一两、附子一两（炮）。上八味，末之，炼蜜和丸梧子大，酒下十五丸，加至二十五丸，日再服。

杂疗方第二十三

四时加减柴胡饮子方：退五脏虚热，四时加减柴胡饮子方。

四时加减柴胡饮子方

（冬三月加）柴胡八分、白术八分、陈皮五分、大腹槟榔四枚（并皮子用）、生姜五分、桔梗七分，（春三月加）枳实、减白术，共六味，（夏三月加）生姜三分、枳实五分、甘草三分，共八味，（秋三月加）陈皮三分，共六味。上各㕮咀，分为三贴，一贴以水三升，煮取二升，分温三服；如人行四五里，进一服，如四体壅，添甘草少许，每贴分作三小贴，每小贴以水一升，煮取七合，温服，再合滓为一服。重煮，都成四服。

附长服诃黎勒丸方。

长服诃黎勒丸方

诃黎勒（煨）、陈皮、厚朴各三两。上三味，末之，炼蜜丸如梧子大，酒饮服二十丸，加至三十丸。

附紫石寒食散方：治伤寒，令愈不复，紫石寒食散方。

紫石寒食散方

紫石英、白石英、赤石脂、钟乳（碓炼）、栝蒌根、防风、桔梗、文蛤、鬼臼各十分、太一余粮十分（烧）、干姜、附子（炮，去皮）、桂枝（去皮）各四分。上十三味，杵为散，酒服方寸匕。

附方救卒死客忤死还魂汤《千金方》云：主卒忤鬼击飞尸，诸奄忽气绝无复觉，或已无脉口噤拗不开，去齿下汤；汤下口，不下者，分病人发左右，捉擒肩引之，药下，复增取一升，须臾立苏。

救卒死客忤死还魂汤方

麻黄三两（去节）、杏仁（去皮尖）七十个、甘草一两（炙）（《千金》用桂心二两）。上三味，以水八升，煮取三升，去滓，分令咽之，通治诸感忤。

又方

韭根一把、乌梅二十枚、吴茱萸半升（炒）。上三味，以水一斗煮之，以病人栉内中，三沸，栉浮者生，沉者死，煮取三升，去滓分饮之。

治马坠及一切筋骨损方见《肘后方》。

治马坠及一切筋骨损方

大黄一两（切，浸，汤成下）、绯帛如手大（烧灰）、乱发如鸡子大（烧灰用）、久用炊单布一尺（烧灰）、败蒲一握（三寸）、桃仁四十九个（去皮尖，熬）、甘草如中指节，（炙，剉）。上七味，以童子小便，量多少，煎成汤，内酒一大盏，次下大黄，去滓，分温三服，先剉败蒲席半领，煎汤浴，衣被盖覆，斯须，通利数行，痛楚立差。利及浴水赤，勿怪，即瘀血也。

禽兽鱼虫禁忌并治第二十四

鲙食之，在心胸间不化，吐复不出，速下除之，久成癥病，治之方。

橘皮一两、大黄二两、朴硝二两。上三味，以水一大升，煮至小升，顿服即消。

参考文献

[1]尚志钧.神农本草经辑校[M].北京:学苑出版社,2014.

[2]尚志钧.名医别录[M].北京:中国中医药出版社,2013.

[3]何清湖.新修本草[M].山西:山西科学技术出版社,2019.

[4]柳长华.本草纲目[M].北京:人民卫生出版社,2005.

[5]胡希恕.胡希恕伤寒论讲座[M].北京:学苑出版社,2016.

[6]胡希恕.胡希恕金匮要略讲座[M].北京:学苑出版社,2015.

[7]冯世纶.经方用药初探：胡希恕经方用药心得十讲[M].北京:中国医药科技出版社,2011.

[8]黄煌.张仲景50味药证[M].北京:人民卫生出版社,2008.

[9]吕景山.施今墨对药[M].北京:人民军医出版社,2010.

[10]黄煌.黄煌经方使用手册[M].北京:中国中医药出版社,2015.

[11]黄煌.药证与经方[M].北京:人民卫生出版社,2008.

[12]黄煌.中医十大类方[M].江苏:江苏科学技术出版社,2010.